谢天心 ◎著

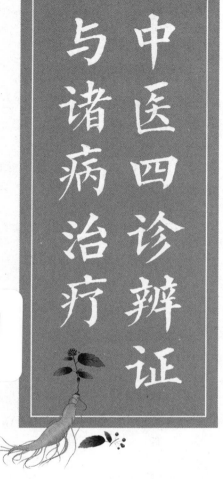

中医四诊辨证与诸病治疗

华龄出版社
HUALING PRESS

责任编辑：梅　剑
责任印制：李未圻

图书在版编目（CIP）数据

中医四诊辨证与诸病治疗/谢天心著. —北京：华龄出版社，2021.6
ISBN 978-7-5169-2000-8

Ⅰ．①中… Ⅱ．①谢… Ⅲ．①四诊②方剂学　Ⅳ.
①R241.2②R289

中国版本图书馆 CIP 数据核字(2021)第 088941 号

书　　名：中医四诊辨证与诸病治疗
作　　者：谢天心　著

出版发行：华龄出版社
地　　址：北京市东城区安定门外大街甲 57 号　邮　　编：100011
电　　话：010-58122255　　　　　　　　传　　真：010-84049572
网　　址：http://www.hualingpress.com

印　　刷：三河市国新印装有限公司
版　　次：2021 年 11 月第 1 版　　2021 年 11 月第 1 次印刷
开　　本：710mm×1000mm　1/16　　　　印　　张：11.25
字　　数：156 千字
定　　价：65.00 元

目 录
CONTENTS

序　言

　　望、闻、问、切，叫作四诊，是古人和疾病作斗争过程中所总结出来的用以诊断疾病的一种方法，是诊断学中的主要部分。大家都知道，医生治病成绩的好坏，主要在于诊断是否正确，如果诊断无误，即使处方用药不能丝丝入扣，但总属于古人所说的"虽不中亦不远"的范畴；否则，无的放矢，欲求有效，那就难了！所以研究四诊辨证的方法，是非常重要的。靠四诊看准了病，然后就可论治了。现在，我把《内经》里关于四诊辨证与治疗方面具有纲领性的经文，选录几节，并略加说明，作为本书的一个开端吧！

　　《素问·阴阳应象大论》说："故善用针者，从阴引阳，从阳引阴，以右治左，以左治右，以我知彼，以表知里，以观过与不及之理，见微得过，用之不殆。"这里面的前五语是说治疗方法，后三语是说诊断方法，最后两语作总结。其意思是说，凡善于用针的医生，都要懂得"从阴引阳，从阳引阴"的道理。那就是如病在阳就从阴以诱引之，病在阴就从阳以诱引之，这是一个总的治疗原则。所谓"缪刺"和"巨刺"，取右边的穴位以治左边的病，取左边的穴位以治右边的病，就是依据"以右治左，以左治右"的"从阴引阳，从阳引阴"这一治疗原则而来的。同样的，"病在上，取之于下；病在下，取之于上"，以及"病在外，取之于内；病在内，取之于外"，等等，都是"从阴引阳，从阳引阴"的例子。并且这一治疗原则，不但应用于针灸，而且也通用于药物治疗。如产后子宫下垂，用蓖麻子捣涂头顶心百会穴，则下垂之子宫即可上收；大吐血不止，用生附捣敷足心涌泉穴，则吐血可立止；跌扑损伤，瘀血内阻，用生黄栀捣碎与麦麸同炒热，再以醋喷之，外敷受伤之处；疮疡病发于外，内服药以治之。都能够达到治病的目的，也属于"从阴引阳，从阳引阴"的范畴。所谓"以我知彼"者，我，是指

1

医生言；彼，是指病人言，因医生是健康无病的，病人是有病的，以无病的知道有病的，就是"以我知彼"。换句话说，就是把医生的生理正常现象，和病人的病理反常现象来对比一下，看他何处的生理反常，就可知道病在何处。古人说"未知生，焉知死"，也是此意。所谓"以知表里，以观过与不及之理"者，是因五脏六腑都有经脉与外表相联系，并各有一定的循行道路，如脏腑有病，势必会由经脉反映到外表，所以根据外表的症状，就可以知道脏腑的病变。同时，也可根据这些症状的轻重，来判断其太过或不及。所谓"见微知著，用之不殆"者，乃指示医者要做到早期诊断，早期治疗，要防患于未然，自然"用之不殆"了。如中风病人，当其未发之先，往往有手指麻木之感，这叫作"风讯"，是中风将发之先兆，如果懂得这个道理，能够事先加以预防，也可不发中风的，这就是"见微知著"的例子。

《素问·阴阳应象大论》又说："善诊者，察色按脉，先别阴阳；审清浊，而知部分；视喘息，听音声，而知所苦；观权衡规矩，而知病所主。按尺寸，观浮沉滑涩，而知病所生；以治无过，以诊则不失矣。"这就是说，凡是善于诊病的医生，观察病人的神色和脉搏，首先要辨别疾病的阴阳属性，这是诊断疾病的纲领。"察色"是望诊，"按脉"是切诊，古人十分重视色脉合参，所以《素问·五脏生成篇》更有"能合色脉，可以万全"的指示。"审清浊""视喘息"是望诊，"听音声"是闻诊，"观权衡规矩"包括望诊和切诊，"按尺寸，观浮沉滑涩"是切诊。这就是说，审察病人色泽的清浊及其发生的部位，就可知道病的轻重，是何脏何腑的病变。视其喘息，听其声音，是否异常，亦可了解患者的痛苦。权是秤锤，是轻重的标准；衡是尺，是长短的标准；规是圆规，是画圆的标准；矩是角尺，是画方的标准。这四样东西，都是做测量事物的标准的。所以，我们要观察病人的行动举止、精神状态以及脉搏等，是否合于正常生理的标准，也是望诊和切诊中的重要部分。按切病人的脉搏，以其浮沉滑涩等不同的脉象，来辨别疾病的表、里、虚、实，因浮主表，沉主里，滑主有余，涩主不足也。如能遵照上述的方法去诊断疾病，就不会有差误，依此来治疗，也不会有过失了。

在《素问·阴阳应象大论》中，还说到"病之始起也，可刺而已；其盛，可待衰而已。故因其轻而扬之，因其重而减之，因其衰而彰之。形不足者，温之以气；精不足者，补之以味。其高者，因而越之；其下者，引而竭之；中满者，泻之于内；其有邪者，渍形以为汗；其在皮者，汗而发之；其慓悍者，按而收之；其实者，散而泻之。审其阴阳，以别柔刚，阳病治阴，阴病治阳，定其气血，各守其乡，血实宜决之，气虚宜掣引之"。这些话，已将治病的大法，作了纲领性的叙述，它对后世治疗学的发展，实起了极大的指导作用，所以至今仍为医家所遵守。这些话中已指出，当病初起的时候，用针刺法就可把它治好。如果病势已盛，那就要待其稍衰时去治疗它。如《素问・疟论》说"经言无刺熇熇之热，无刺浑浑之脉，无刺漉漉之汗""方其盛时，必毁；因火衰也，事必大昌"，就是这个道理。若轻微的病，必须随症选用飞扬快速的治疗方法，使其一药而疗；病重的，就要采用逐渐减轻的治疗方法；正气衰弱的，当用补益之品以表彰之；形体不足的，当滋补以厚味。病在上部的，宜用吐法；病在下部的，可用疏导法；病在中部而胀满的，可用泻下法；其邪在外表的，可用熏浴法使之汗出（按：古人多用此法者，如晋代名医张苗治陈廪丘病，连服发汗药汗不出，或谓汗不出当死。张苗教以烧地，加桃叶于上熏之，即得大汗而愈。又如隋唐间的医家许胤宗，治王太后病风不能言，胤宗以黄芪、防风煎汤数十斛，置床下熏之而愈，都属"渍形以为汗"之法，但此法目前已少有人用。其实此种治法，有时确可辅汗法之不逮，值得加以研究）；邪在皮肤的，可用汗法使其从外发泄；病邪猛悍的，可抚按而收伏之；邪气充实的，宜用发散或泻下之法以攻之。对于用药方面，亦当审察药物的阴阳属性，辨别其柔（阴）刚（阳）。凡寒凉药，都属阴，为柔剂；温热药，都属阳，为刚剂。治疗热（阳）病用凉（阴柔）药，治疗寒（阴）病用热（阳刚）药，借以平定其阴阳气血之偏胜偏衰，使之恢复"阴阳平衡"的正常健康状态，而"各守其乡"了。如血实有瘀的，宜用决逐瘀血的方法；气虚的，宜用导引方法，也就是用另一种补气的方法。总之，上述种种治疗方法，都是泻其有余，补其不足，各随其宜，因势利导而已。

有了上面这些陈述作铺垫，就可以自然地谈论中医四诊的辨证与诸病的治疗了。

须在这里说明的是，中医的望、闻、问、切四诊，望、闻和切，都是医生自己单独做的，唯有问，则是医、患双方的交流。在医者整个诊病的过程中，这种交流甚为重要，患者的许多疾病，都是在医、患彼此交流的过程中，被医者最终确定的。所以本书关于诸病的治疗，均是在问诊的问此问彼中述及，于是，本书就把问诊放在四诊的最后叙述。此举应是有别于一般中医著作的举措。

一　望诊

　　观看病人神、色、形态的变化，叫望诊。神，包括精神、神气、神志等。只要观察病人这几方面的表现，就可了解他体格的强弱、疾病的轻重和安危。

（一）统望

　　统观病人，可知大概：不论其患什么病，只要神气不坏，预后多良好；如果神气索然，精神委顿，或神志失常，即使病不甚重，预后亦多不良。色则包括色和泽两个部分，观察五色的发生部位以及色泽的浮沉、清浊、荣枯，可以推断疾病的表里、顺逆和吉凶。大抵色清浮者为在表，病轻；色沉浊者为在里，病重。见相生之色者，如肺病见黄色，脾病见红色之类，为顺；见相克之色者，如肺病见红色，脾病见青色之类，为逆。五色中不论见何色，如鲜亮有光的都属佳兆；若夭然不泽的，其病多凶。形态是指形体和动态而言。观察形体的变化，亦可测知一部分病情。如《素问·脉要精微论》说："夫精明者，所以视万物，别黑白，审短长。以长为短，以白为黑，如是则精衰矣。头者，精明之府，头倾视深，精神将夺矣。背者，胸中之府，背曲肩随，府将坏矣。腰者，肾之府，转摇不能，肾将惫矣。膝者，筋之府，屈伸不能，行则偻附，筋将惫矣。骨者，髓之府，不能久立，行则振掉，骨将惫矣。得强则生，失强则死。"又《素问·三部九候论》说："形肉已脱，九候虽调，犹死。"这些话均说明了这个问题。可见古人对"望诊"方面的研究，的确下过一番苦工，所以积下了许多宝贵的经验，我们必须在古人原有经验的基础上，进一步发扬和提高。

　　历代医籍中有关"望诊"的文字已有很多，如在中医经典著作《素问·五脏生成篇》《素问·脉要精微论》《素问·痿论》《素问·五脏生成篇》《素问·平人气象论》《素问·评热病论》《金匮要略》和《伤寒论》中，以及在元·朱丹溪《格致余论》、明·张三锡《医学准绳六要》、明·王宇泰《证治准绳》、明·张介宾《景岳全书》等许多古医籍中，都有所论及，有意者自可览阅。

（二）望舌

望舌，是中医诊病的独特手段，是望诊的重点所在。

望舌是望舌质和舌苔的变化，是望诊中的主要组成部分，所以就单独列出来阐述。望舌质，可以审察气血的盛衰；看舌苔，则可辨别邪气的深浅。凡正常无病的人，其舌质是淡红光润，舌上有一层薄白之苔。若有变化，都属病征。兹挈要分述于下。

1 舌上部位之分

舌上部位，有以脏腑分属的，如舌心属胃，舌尖属心，舌根属肾，两旁属肝胆。也有以三焦分属的，如舌尖属上焦，舌心属中焦，舌根属下焦。二者各有其理，宜结合运用。

2 舌质

（1）荣与枯　凡舌质红滑，鲜明有光，都属佳兆；如干枯少津，暗晦而无血色，多属凶危。

（2）坚与嫩　凡舌质坚敛苍老，多属实证；若浮胖娇嫩，多属虚证。

（3）柔与硬　舌体活动柔和，可知气血尚未大伤；若强硬不灵，多为经脉失养，或为风痰阻络。

（4）伸与缩　舌伸缩无力者，为气虚；伸而不收者，为痰壅；时欲伸出口外者，为内热；掉动不已者，为肝风。弄舌者，为心脾有热之重证；舌歪斜者，多见于中风病人。

3 舌色

舌质淡白为寒，为少血；舌红主热，凡舌质鲜红，在温病为热甚，在虚劳为阴虚火旺；纯红生芒刺的，为热灼营分；舌赤而鲜亮的，为热在血分。舌尖红赤为心火，舌边红赤为肝胆火，舌心干红为阴伤，舌光红无津（温热病及虚劳后期多见此舌）为阴津内耗。舌绛为热入营分，深绛为热入血分；纯绛而鲜明，乃心包受病；绛而中心干者，为心胃俱热；绛而望之似干非干者，为津亏湿热熏蒸、浊痰蒙闭心包之征；绛而光亮者，乃胃阴伤亡；绛而不鲜，干枯萎缩者，为肾阴将竭；舌紫多属热证，若紫而兼见干燥黄苔的，为脏腑积热；紫而暗晦的，为瘀热内阻。此外，尚有一种蓝舌，此种舌色临床上较为少见，唯在瘟疫或湿热病中偶或见之，乃因热邪不解所致。若舌见光蓝无苔，则气血大虚，至为危险；若舌见全蓝者，为血已伤败，非热极即寒极，均属死证，但须结合其他症状，处理得当，或可得生。

4 舌苔

（1）白苔　主表证，主风寒湿邪。薄白者，为风寒外感；白滑厚腻者，为湿为痰；白而干燥者，为津液已伤，或为食滞。

（2）黄苔　主里证，主阳明邪热，热在气分。微黄薄润者，为邪初传里；黄厚而腻滑者，为胃中湿热，或痰浊食滞；黄薄而干者，津液已伤，便多秘结；黄厚而干者，为胃热伤津；若老黄燥裂，或生芒刺，则为热极，急宜峻下。

（3）灰苔　舌苔浅黑者为灰苔。灰而滑润者，为寒，为湿；灰而干燥者，为热，为火。

（4）黑苔　黑苔多为重症。黑而滑润者，为阳虚阴寒内盛；黑而燥裂起刺者，为热盛阴伤；若黑滑黏腻者，则为脾湿。

（5）无苔　舌上干燥无苔者，多属阴津大伤之证；若仅舌心一块无苔，状如鸭舌者，亦属阴伤之兆。

（6）地图苔　舌上如画地图者，为地图苔，为过食伤胃所致。此种舌苔，小儿较为多见。再者，舌上多红点，眼白有蓝斑、蓝点，面上有白斑，唇内生颗粒者，为有虫之征。

此外，观察舌苔，应注意下列几点：第一，在灯光下及有色门窗光线下，往往辨别不清。第二，应询问有无吃过染色之物，如吃枇杷、橘子，能使白苔变黄；吃橄榄、石榴，能使舌苔变黑之类。第三，揩拭辨轻重：舌生芒刺，以新布蘸薄荷水揩之即去者，为轻证；揩去又重生者，为重证。又黄苔生芒刺，或成瓣的，为津液受灼，真水将涸，最为凶象，当用蜜揩之，揩去而舌质红赤的，可治；若揩去仍见黄黑色的，多属不治。第四，要辨苔垢：有根者为苔，无根者为垢。垢多浮于舌上，为浊气上熏所致。如瘟疫病初起，舌上如积粉者，即属浮垢之一种。又如久痢舌上出现如海绵状之浮垢，乃胃肠已烂，不治。

二　闻诊

闻诊包括耳闻和鼻闻两个部分。如听病人的语言、呼吸、咳嗽等声音，以及嗅病人的排泄物等气味，都属于闻诊的范围。下面就约略说说耳闻的"闻声音"和鼻闻的"嗅气味"。

（一）闻声音

1　语言　语声响亮，多为外感，为实证；语声低微，多为内伤，为虚证。热证则多言而烦躁，寒证则少言而安静。语声有力，语无伦次，神志不清，为谵语，是实证；语言重复，出声无力，或不相续，为郑声，是虚证。语言塞涩不清，为痰阻舌根，或中风病。总之，语声壮盛有力者为实，低微无力者为虚。

2　呼吸　口鼻气粗，呼吸有力，为外感实证；口鼻气微，呼吸无力，为内伤虚证。胸腹胀满，气息喘粗，为实证；声息低微，气怯心慌，为虚证。时而呵欠者，为虚。呼吸困难，张口抬肩，不能平卧者，为喘；似喘而断续声高，呀呷有声者，为哮。时而太息者，则为情绪抑郁。

3　咳嗽　咳嗽痰多者，病在脾；咳嗽痰少者，病在肺。咳声重浊，鼻塞流涕者，为伤风；咳声不扬，痰黄稠黏者，为肺伤风热；干咳无痰，口舌干燥者，为燥气，或火热伤肺；咳声连续不已，少则十余声，多则二十余声，咳时气急面赤，甚或呕吐者，为顿咳（现代医学叫百日咳，是一种传染病，多发于小儿）。又凡新病干咳，多由邪郁于肺；久病干咳，多由内伤虚损。暴咳音哑，多为外感实证；久咳声哑，多为内伤虚证。

4　呕吐　呕吐清水痰涎，舌苔白滑，脉小无力者，为胃寒；呕吐黄水，舌苔黄，脉大有力者，为胃热。食入即吐，呕声响亮，多为胃火；朝食暮吐，暮食朝吐，为反胃（按此证大多为癌症）。

5 呃逆 唐代以前叫哕，后世也有叫呃忒的。呃逆连声有力的，多属实热；呃声低怯的，多属虚寒。前者多见于应下失下，胃气失降之时；后者多由泄痢日久，脾阳受损，胃虚气逆所致。如呃声若断若续，时有时无，则多见于久病或温湿病末期，乃胃气衰败之兆，难治。

6 嗳气 古名嗳气为噫，为胃气上逆所致。如由汗、吐、下后，胃气失和的，则见心下痞硬，噫气不除；若由宿食不化引起的，必兼嗳腐吞酸；如由肝气郁结所致的，多伴胁胀、胁痛等症。

7 喷嚏 多见于伤风或麻疹初起之时。

（二）嗅气味

一般病初起都无病气，表邪入里转为阳明腑证时，床帐内才有病气。但瘟疫病开始时即有病气，轻则仅见于床帐之内，重则腐臭、尸臭，充满全室。病室中有血腥之气者，病人多兼失血。口气臭者，为胃中有热，或消化不良，或口舌糜烂，以及龋齿之类。咳吐浊痰脓血，咳时胸中隐隐作痛，口中气臭者，为肺痈。鼻流清涕，有腥臭气者，为鼻渊。大便臭秽者为热，腥气者为寒。小便浑浊而臭气大者，为湿热。

三　切诊

切诊虽有脉诊与按诊之分,但主要还在于脉诊。因脉学一门,经历代医家不断地研究和发展,从临床实践中积下了很多宝贵的经验,写出了极其丰富的理论内容和实践所得,是四诊中不可分割的重要部分。由于论脉之书很多,如《素问·脉要精微论》《素问·平人气象论》《素问·三部九候论》,张仲景的《伤寒论》和孙思邈的《千金要方》等,都说到了许多诊脉方面的道理和具体的实践内容。又如传东汉·华佗所著的《华氏中藏经》、晋·王叔和的《脉经》、金·李杲的《内外伤辨惑论》、明·徐春甫的《古今医统》、明·李梴的《医学入门》、明·张介宾的《景岳全书》、明·李中梓的《医宗必读》等,里面都有很多卓越的论脉内容。这些典籍,都值得一读。

下面就来说说脉诊吧。

（一）脉诊

《内经》诊脉乃取全身诊法,自《难经》独取寸口后,后世医家俱从之。兹分述于下:

1　全身诊法

全身诊脉,是《内经》采取的诊脉法。诊脉部位及脏腑配属是:

上部（头部）　上部上,两额之动脉（当太阳穴）,以候头角之气;上部中,耳前之动脉（当耳门穴）,以候耳目之气;上部下,两颊之动脉（当巨髎穴）,以候口齿之气。

中部　中部上,手太阴（即寸口,包括寸、关、尺）,以候肺;中部中,手少阴（当神门穴）,以候心;中部下,手阳明（当合谷穴）,以候胸中之气。

下部　下部上，足厥阴（当五里穴），以候肝；下部中，足太阴（当箕门穴），以候脾（胃）；下部下，足少阴（当太溪穴），以候肾。

而《伤寒论》的全身诊脉，却又有所不同，它分为另外的三部：人迎（颈旁动脉），以候胃气；寸口（桡骨动脉），以候十二经；趺阳（足背动脉），以候胃气。

2　寸口诊法

寸口诊法，是《难经》采用的诊脉方法。其诊脉不管其他部位，而独取寸口。

寸口可分为寸、关、尺三部，以候五脏六腑之气。《脉经》又以左寸为人迎，右寸为气口。关于寸、关、尺三部分配脏腑的方法，各家亦稍有不同。《内经》的分法是这样的：左寸外以候心，内以候膻中；右寸外以候肺，内以候胸中；左关外以候肝，内以候膈；右关外以候胃，内以候脾；两尺，外以候肾，内以候腹中，两旁以候季胁。《难经》以大、小肠配心、肺，以右尺为命门。《脉经》以三焦配右尺。张景岳以膀胱、大肠配左尺，以三焦、命门、小肠配右尺。《医宗金鉴》以右寸候肺、胸，左寸候心、膻中；右关候脾、胃，左关候肺、膈、胆，两尺候肾，以小肠、膀胱配左尺，大肠配右尺，又三部分候三焦。

以上各家学说，虽略有不同，但五脏分属的部位，却是一致的。一般应以《内经》为准则，再参考其他各家可也。李时珍说："两手六部皆肺经之动脉，特取此以候五脏六腑之气耳，非五脏六腑所居之处也。"

（1）寸口诊脉的主要脉象

脉象研究，向为历代医家所注重。综合各家的研究结果，寸口诊脉的主要脉象，大体上说，可分为以下二十八种：

1）浮脉　轻按即能应指，按之稍减而不空，举之有余，主外感表证。浮而有力为表实，浮而无力为表虚。亦有气盛不能内守，以致脉见浮而无力者，当细辨之，不可便作外感论治。

2）沉脉　轻取不应，重按始得。主里证。沉而有力为里实，沉而无力为里虚。

3）迟脉　一息不足四至。主寒证。迟而有力者，为冷积实证；迟而无力者，为虚寒；但阳明热结，亦有出现迟脉者，必迟而有力，并伴有热实之证可征。

4）数脉　一息五至以上。主热证。数而有力者为实热，数而无力者为虚热。

5）滑脉　往来流利，指下累累如联珠。主痰、食、实热。平人脉实者，为气血旺盛之象，妇人停经脉滑者，为妊娠之兆。

6）涩脉　往来不流利，时见涩滞不前，如轻刀括竹。主血少精伤。

7）虚脉　迟大而软，按之无力。主虚证，乃气血俱虚之象。

8）实脉　三部举按皆有力。主实证，乃邪正俱实之脉。

9）长脉　端直而长，超过本部。主邪气有余。长而和缓者，为中气充足，健康之征；如长而坚硬者，则为弦脉，乃肝阳亢盛，为病脉。

10）短脉　应指而回，不及本位，不能满部。主气病。短而有力为气郁，短而无力为气损。

11）洪脉　来盛去衰，滔滔满指，如波涛汹涌。主热盛。如久病虚荣，久泄久痢，以及失血之后，脉见洪盛者，便属危候。

12）微脉　极细而软，按之欲绝，若有若无。主阳衰气少，阴阳气血俱虚。

13）紧脉　脉来绷急，紧跳弹手，一如牵绳转索。主寒证、痛证。阴寒实邪所引起的各种实寒证，多现紧脉。

14）缓脉　一息四至，来去缓怠，主湿证。缓为脾胃本脉，若缓而有神，则为无病之脉，唯缓而兼有困怠之象者，乃为脾为湿困所致。

15）弦脉　端直以长，如张弓弦，按之不移，状如筝弦，从中直达，挺于指下。主肝病、疟疾、诸痛。又虚劳内伤，中气不足，土受木克者，亦常见弦脉。

16）芤脉　浮大而软，按之中空，如捏葱管。主失血、血虚。因血管内血液不充盈，故呈芤象。

17）革脉　浮大搏指，中空外坚，如按鼓革。主男子亡血失精，女子半产漏下。

18）牢脉　深按实大弦长。主阴寒内实，疝气症瘕。

19）濡脉　浮细而软。主虚，主湿。

20）弱脉　软而沉细，按之乃得，举手无有。主气血不足。

21）散脉　浮散无根，至数不齐，如杨花散漫之象。主元气涣散。

22）细脉　脉细如线，应指显然。主气血两虚，诸虚劳损。

23）伏脉　重按至骨乃得，亦有伏而不见者。主邪闭，厥证，亦主痛极。霍乱病剧者，每见伏脉。

24）动脉　应指如豆，厥厥动摇，滑数有力。主痛，主惊。

25）促脉　脉来数，时一止，止无定数。主阳盛实热，气血壅滞，食积停滞。

26）结脉　脉来缓，时一止，止无定数。主阴盛气结，气壅痰滞，积聚症瘕。

27）代脉　脉来动而中止，不能自还，良久复动，止有定数。主脏气衰微。凡风证、痛证、七情惊恐、跌扑损伤等均可见此脉。

28）疾脉　脉来急疾，一息七八至。主阳极或阴极，元气将脱之兆；但疾脉如有胃气的病尚可治。

此外还需提及的是，除以上所说二十八种普通的脉象外，还有一些怪脉。历代医家们提出的怪脉大体上有十种，分别为三种一般的怪脉（偃刀、转豆、麻促）和七种被称为死脉（雀啄、屋漏、弹石、解索、鱼翔、虾游、釜沸）的怪脉。出现怪脉，反映了机体的不正常，见之而判之为死，恐怕有点过分。已有的事实是，痰证多怪脉，只要祛其痰湿，脉即可转为正常，这在湿温病或痰饮病的治疗过程中，多见之。

（2）脉诊要领

脉分二十八种，疑似仿佛之间，极难分辨，所以古人有"胸中了了，指下难明"之说。因此，古代医家多主张采取其中容易辨别的最主要的几种脉象，作为纲领，就能为一般初学者所掌握。如滑寿主张以浮、沉、迟、数、滑、涩六脉为纲，陈修园主张以浮、沉、迟、数、虚、实、大、缓八脉为纲，周学霆主张浮、沉、迟、数四脉为纲，都有一定的见地。其道理在于：第一，因这几种脉象都不难辨别；第二，即以周氏最简单的四脉为纲来说，亦未始不可。盖浮主表，沉主里，迟主寒，数主热；再察其有力无力，无力者为虚，有力者为实，岂不是表、里、寒、热、虚、实之病悉可由此四脉而分吗？所以我也主张必先由此入门，然后由浅入深，自能触类旁通，从实践中逐步领会其他各种脉象。

（3）脉有三贵

1）脉贵有胃　胃即胃气，《内经》说："脉无胃气即死。"凡脉无胃气者，为真脏脉，真脏脉见者死，故脉以胃气为本。所谓胃气者，如蔡西山说："不长不短，不疏不数，不大不小，应手中和，意思欣欣，难以名状者，是也。"张景岳说："欲察病之进退吉凶者，当以胃气为主。察之之法，如今日尚和缓，明日更弦急，知邪之愈进，则病愈甚矣；今日甚弦急，明日稍和缓，知胃气之渐至，胃气至则病渐轻矣。即如顷刻之间，初急后缓者，胃气之来也；初缓后急者，胃气之去也。此察邪正进退之法也。"故凡脉有胃气者，病虽危重，尚有可生之机；如无胃气，则病虽轻，亦属危候。

2）脉贵有根　根谓根本，肾为先天之根本，两尺为肾脉，故两寸、关之脉虽无，而两尺按之未绝者，则为根本尚在，病虽危重，尚有可望。譬之树禾，若根未坏，枝叶虽见枯萎，生机仍未断绝也。所以，《脉经》有"寸关虽无，尺犹不绝，如此之流，何忧殒灭"之说。

3）脉贵有神　所谓神，指神气而言，即脉来稍带有力之意。滑寿说："不病之脉，不求其神，而神无不在也；有病之脉，则当求其神之有无，谓如六数七极，热也，脉中有力，即有神矣，当泄其热。三迟二败，寒也，脉中有力，即有神矣，当去其寒。若数极迟败中不复有力，为无神也，将何所恃耶？苟不知此而泄之去之，神将何以根据而为主？故经曰'脉者，血气之先，气血者，人之神也'。善夫！"总之，脉之有胃、有神，都是其有冲和不迫，应指有力之象。有胃即有神，有神即有胃，二者是相辅相成的。

综上所述，可见胃、根、神三者，是辨别生死存亡的关键，是诊脉较重要的部分，必须细心体察之。

（4）诊脉须知

1）注意臂长与臂短　诊臂长者之脉，应疏排其指；诊臂短者之脉，应密排其指。

2）区别肥人与瘦人　肥人责浮，瘦人责沉。盖体胖者肌肉丰厚，脉管深藏，其脉本沉；消瘦人肌肉单薄，脉管暴露，其脉本浮。如肥者见浮，瘦者见沉，是为反常，反常者病。

3）有阴脉与阳脉　凡六脉沉细同等，隐隐约约，但无病象者，为六阴脉；六脉洪大同等，应指有力，而无病象者，为六阳脉。均非病象。

4）有反关脉与斜飞脉　寸口无脉，见于关后的，为反关脉；从尺部斜上虎口腕侧的，为斜飞脉。这些都是生理上的特例，都非病脉。

5）有行尸与内虚　脉病人不病，名为行尸；人病脉不病，名为内虚。前者短命而死，后者虽困无危。

6）痰病多怪脉　凡痰湿过盛之病，每多出现怪脉。诊断时不可以见怪脉，便以为其病必死。

（二）按诊

1　按皮肤

（1）轻摸　轻摸皮肤外表,可以察知皮肤的润燥,即有汗、无汗和津液的多少。

（2）按压　肤肿病,以手按之凹陷不起的,为水肿；按之迅即复原的,为气胀。

（3）按感　外科疮疡，按之木硬的，为寒证；按之灼热的，为热证。根盘紧束高起的，为实证；根盘散漫平塌的，为虚证。按之坚硬不甚热，或重按不痛的，为脓未成；若按之热甚，重按更痛，并觉边硬中软的，为脓已成。

2　按颜面手足

（1）小儿　凡诊小儿，以手按其额及捏其两手，即可知其是否发热，并知其热度之高低。

（2）大人　按手心与手臂热度之微甚，可辨外感与内伤。外感手背热甚于手心，内伤手心热甚于手背。又按颜面与手心，如颜面热甚于手心，为外感；若手心热甚于颜面，为内伤。

3　单按四肢

按四肢的冷热，可知阳气的盛弱，诊断虚寒病证，颇为重要。如虚寒泄泻，手足温者易治；四肢厥冷者，有亡阳危险，则较难治。

4　按胸腹

胃部胀满，按之硬痛的，为结胸；按之濡软不痛的，为痞证。腹部按之疼痛的，为实证；按之不痛的，为虚证。凡喜热按的，属寒；凡喜冷按的，属热。张璐说："凡痛，按之痛剧者，血实也；按之痛止者，气虚血燥也；按之痛减，而中有一点不快者，虚中挟实也。内痛外快，为内实外虚；外痛内快，为外实内虚。"亦属经验之谈。

四　问诊

　　问诊虽为四诊之一，但与望、闻、切三诊不同。不论"望诊""闻诊"还是"切诊"，都由医生的目视、耳（鼻）闻、手按等所得的各种病理表现，用以诊断疾病；但病人自觉的痛苦，若非通过详细的询问，是不能了解的。故前三者是他觉诊断学，后者则为自觉诊断学。如果仅凭他觉诊断学而不结合自觉诊断学，是不够全面的，而且有时甚至是完全错误的。所以，"问"在四诊中是非常重要的。

　　从中医古籍的一些话中，也可看出"问"的重要性。《素问·三部九候论》说："必审问其所始病，与今之所方病。"这是最早的中医经典著作《内经》对问诊所作的强调：医者"必"须通过"问"，以了解患者的病史及今病的情况，以利于治病。《难经·六十一难》说："问而行之者，问其五味所欲，以知其病所起所在也。"孙思邈《千金方》说："问而知之，别病深浅，名曰巧工。"并且还特别强调要"未诊先问"。这些都把问诊提到很高的地位了。

　　明徐春甫所著《古今医统》说："王海藏曰：常人求诊缄默，唯令切脉，试其能知病否？且脉人之气血附于经络，热胜则脉疾，寒胜则脉迟，实则有力，虚则无力。至于得病之由，及所伤之物，岂能以脉知之乎？故医者不可不问其由，病者不可不说其故。孙真人云：未诊先问，最为有准。苏东坡云：脉之难明，古今所患也。至虚有盛候，大实有羸状，疑似之间，便有生死之异。士夫多秘所患，以验医之能否。吾平生有疾请疗，必尽告其所患，使医了然知疾之所在，虚实寒热先定于胸中，然后诊脉，疑似不能惑也。吾求愈疾而已，岂以困医为事哉！妇科产后，先问坐草难易，恶露多少，饮食迟早，生子亡存。盖形伤、血伤之不同，补气、补血之有异。饮食失节宜调中，生子不存兼开郁。"这些话中所引王海藏、孙思邈、苏东坡之说，为迷信脉学者之一当头棒喝，也说出了问诊的重要作用。

　　从历代的医书中可见，后世医家们已使问诊变得更加具体化了。明代李梴在《医学入门》一书中还具体谈到了关于"问诊"的五十五问，可说为论问诊之最详者，可供从医者参考。现录之于下：

　　"试问头身痛不痛，寒热无歇外感明；掌热口不知食味，内伤饮食劳倦形；五心烦热兼有咳，人瘦阴虚火动情。除此三件见杂证，如疟如痢必自明。从头至足须详问，证候参差仔细听。1.头痛否？痛无间歇为外感，痛有间歇为内伤。2.目红肿否？或暴红肿，或素疼痛。3.耳鸣耳聋否？或左或右。久聋者不敢纯用补涩之剂，须兼开关行气之药。4.鼻有涕否？或无涕而燥，或鼻塞，或流清涕不止，或鼻痔，或酒齇。5.口知味否？或不食，食亦能知味，为外感风寒；或食亦不知味，为内伤饮食。6.口渴否？或饮冷水者为热，饮热水者为虚，夏日大渴好饮者为暑。7.舌有苔否？或白，或黄，或黑，或红而裂。8.齿痛否？或上龈，或下龈，或有牙宣。9.项强否？暴强则为风寒，久强则为痰火。10.咽痛否？暴痛多痰热，惯痛多下虚。11.手掌心热否？手背热为外感，手心热为内伤，手背、手心俱热为内伤兼外感。12.手指梢冷否？冷则为感寒，不冷则为伤风，素清冷则为体虚。13.手足瘫痪否？左手足臂膊不举或痛者，属血虚有火；右手足臂膊不举或痛者，属气虚有痰。14.肩背痛否？暴痛为外感，久痛为虚损挟郁。15.腰脊痛否？暴痛亦为外感，久痛为肾虚挟滞。16.尻骨痛否？暴痛为太阳经邪，久痛为太阳经火。17.胸膈满否？已下为结胸，未下为邪入少阳经分，非结胸也。素惯胸满者，多郁多痰火下虚。18.胁痛否？或左或右，或两胁俱痛，或一点空痛。19.腹胀否？或大腹作胀，或小腹作胀。20.腹痛否？或大腹痛，或小腹痛，或脐下痛，或按之即止，或按之不止。21.腹有痞块否？或脐上有痞块，或脐下有痞块，或脐左有痞块，或脐右有痞块，或脐中有痞块，不可妄用汗、吐、下及动气凝滞之药，宜消导行气之剂。22.心痛否？暴痛属寒，久痛属火属虚。23.心烦否？或只烦躁不宁，或欲吐不吐，谓之嘈杂。或多惊恐，谓之怔忡。24.呕吐否？或湿呕，或干呕，或食罢即呕，或食久乃呕。25.大便泄否？或溏泄，或水泄，或晨泄，或食后即泄，或黄昏时泄，一日共泄几行。26.大便秘否？秘而作渴作胀者为热，秘而不渴不胀者为虚。27.小便清利否？清利为邪在表，赤涩为邪在里，频数窘急者为下虚挟火，久病及老人得之为危。28.小便淋闭否？渴者为热，不渴者为虚。29.阴强否？阴强为有火，阴痿为无火。30.素有疝气否？有疝气，宜兼疏利肝气药，不可妄用升提及动气之剂。31.素有便血否？有痔疮否？有便血痔疮，不敢过用燥药，烁阴伤脏。32.有疥疮否？有疥疮忌发汗，宜兼清热养血祛风。33.素有梦遗白浊否？有遗浊则精虚，不敢轻用汗、下。34.有房室否？男子犯房则气血暴虚，虽有外邪，戒用猛剂。或先补而后攻，可也。35.膝酸软否？暴酸软则为脚气，或胃弱，久病则肾虚。36.脚肿痛否？肿而痛者多风湿，不肿胫枯细而痛者为血虚，为湿热下注。37.脚掌心热否？热则下虚火动。脚跟痛者，亦肾虚有热。脚趾及掌心冷者为寒。38.有寒热否？寒热有间否？无间为外感，有间为内伤，午寒夜热则为阴虚火动。39.饮食喜冷热否？喜冷则为中热，喜热则为中寒。40.饮食能化否？能食不化者，为脾寒胃热。41.饮食多少否？能饮食者易治，全不食者难治。惟伤寒不食亦无害。42.素饮酒及食煎炒否？酒客多痰热，煎炒多犯上焦，或流入大肠而为湿热之证。43.有汗否？外感有汗则为伤风，无汗则为伤寒，杂证自汗则为阳虚。44.有盗汗否？睡中出汗，外感则为半表半里邪；内伤则为阴虚有火。45.浑身骨节疼痛否？外感则为邪居表分，内伤则为气血不用，身重痛为挟湿气。46.夜重否？或昼轻夜重，为血病；或夜轻昼重，为气病。47.年纪多少？壮年病多可耐，老年病杂而气血难当。妇人生产少者，气血犹盛；生产多，年又多，宜补不宜攻。48.病经几时？或几日，或几旬，或经年。49.所处顺否？所处顺，则性情和而气血易调；所处逆，则气血怫郁，须于所服药中，量加开郁行气之剂。50.曾误服药否？误药则气血乱而经络杂，急病随为调解，缓病久病，停一二日后药之，可也。51.妇人经调否？或参前为血热，或参后为血虚。或当经行时有外感，经尽则散，不可妄药，以致有犯血海。52.经闭否？或有潮热，或有咳泄，或有失血，或有白带否？能饮食否？能食则血易调而诸证自除，食减渐瘦者危。53.有症瘕否？有腹痛潮热，而一块结实者，为瘕。54.有孕能动否？腹中有一块结实能动，而无腹痛潮热等症者，为有孕。腹虚大胀满，按之无一块结实者，为气病，其经水亦时渗下。55.产后有寒热否？有腹痛否？有汗否？有咳喘否？寒热多为外感，腹痛多为瘀血，或食积停滞。有汗单潮，为气血大虚。咳喘为瘀血入肺，难治。"

当然，临诊时不一定都要这样去问，但细读之，对我们在问诊上确有许多帮助。

李梴接着还说："凡初证，大纲未定，最宜详审。病者不可讳疾忌医，医者必须委曲请问，决无一诊而能悉知其病情也。初学宜另抄问法一纸，常出以问病。

若大纲已定，或外感，或内伤，或杂病，自当遵守古法，不可概施发散剂也。"

从以上的陈述中可以看出，历代医家对中医问诊的研究，多有发明。明代张景岳的《景岳全书》中有《十问篇》，其中有一首《十问歌》，把问诊说得言简意赅，它的内容是：一问寒热二问汗，三问头身四问便，五问饮食六问胸，七聋八渴俱当辨，九因脉色察阴阳，十从气味章神见，见定虽然事不难，也须明哲毋招怨。

以后，清代陈修园又对之作了些改进，把它说为"一问寒热二问汗，三问头身四问便，五问饮食六问胸，七聋八渴俱当辨，九问旧病十问因，再兼服药参机变，妇人尤必问经期，迟速闭崩皆可见，再添片语告儿科，天花麻疹全占验"。陈修园之所说，也很可取。

下面，鄙人要按陈修园改进的《十问歌》所说的提问顺序，根据自己从医多年的临床经验，对各种疾病略作阐述，并提出实在的施治意见。借此与同道们交流，也可供初学中医者检视参考。

（一）问寒热

寒热是疾病的主要证候之一，凡外感病，一般都是初起恶寒，继之发热的。故恶寒是外感病最先出现的证候，也是表证的特征。不论什么病，只要有一分恶寒，即有一分表邪未尽，治疗就要兼顾其表，这是应该注意的。兹将寒热的情况及其兼证和治法，分述于下。

1 外感风寒 伤寒，发热恶寒，头项强痛，脉浮紧，无汗者，为太阳病表实证，为伤寒，宜麻黄汤（方1）。（药方后面括号中的"方1"，是说明括号前面的药方是书后"方剂"中的第1号方，在方剂中能看到该方的药物组成。下面括号中的"方几"都表示括号前面的药方是方剂中的第几号方。）若发热恶寒，头项强痛，脉浮缓，有汗者，为太阳病表虚证，为中风，宜桂枝汤（方2）。以上为伤风寒之表证，故用麻、桂二方辛温发汗法。

2 外感风热 发热微恶寒，口渴，舌苔薄白或微黄，舌质较红，脉浮数，为温病，宜银翘散（方3）、桑菊饮（方4）。此系外感风热之表证，故用银翘、桑菊之类辛凉发汗法。

3　外感风湿　发热恶寒，头痛，头重，腰背重痛，或骨节酸痛，胸闷纳呆，舌苔白厚，或滑或腻，脉浮者，为外感风湿，宜羌活胜湿汤（方5）、藿香正气散（方6）。

4　伤风（感冒）　发热恶寒，头胀痛，鼻塞流涕，喷嚏，脉浮者，为伤风，轻则香苏饮（方7）、葱豉汤（方8）。此方随证加减，可通治外感风寒和外感风热。重则荆防败毒散（方9），体虚者宜参苏饮（方10）。

5　疮疡　疮疡初起，每多发热恶寒，审其身上必有一处疼痛不移者，宜荆防败毒散（方9）、仙方活命饮（方11）。

6　内外伤辨　李杲《内外伤辨惑论》说：外感风寒，六淫客邪，皆有余之证，当泻不当补；饮食失节，中气不足之证，当补不当泻……外感则寒热齐作而无间，内伤则寒热间作而不齐。外感恶寒，虽近烈火而不除；内伤恶寒，得就温暖即解。外感恶风，乃不禁一切风寒；内伤恶风，唯恶夫些少贼风。外感证显在鼻，故鼻气不利而壅盛有力，内伤者不然；内伤证显在口，故口不知味，而腹中不和，外感者无此。外感邪气有余，发言壮厉，且先轻而后重；内伤则元气不足，出言懒怯，且先重而后轻。外感手背热而手心不热，内伤手心热而手背不热。外感头痛，常常有之，直须传里方罢；内伤头痛，有时而作，有时而止。内外辨法，大要如斯。然有内伤而无外感，有外感而无内伤者。苟或内伤外感兼病而相挟者，则从乎轻重而治之。若显内证多者，则是内伤重而外感轻，宜先补益而后散邪，以补中益气汤（方12）为主，加散邪药，当以六经脉证参究，各加本经药治之。若显外证多者，则是外感重而内伤轻，宜先发散而后补益，以辛凉等剂解散为君，而以参、术、茯苓、芎、归等五味为臣。以此辨之，则判然明矣。

7　寒热往来　寒热往来，为少阳病，治宜和解，凡汗、吐、下三法，均在禁忌之列，宜小柴胡汤（方13）、蒿芩清胆汤（方14）之类。若寒热往来，发作有时的，为疟疾。其论治见后专篇。

8　发热不恶寒　发热不恶寒者为温病，宜用清法和下法。

（1）阳明经证　发热不退，不恶寒，口渴，舌苔不厚，脉数者，宜葛根黄芩黄连汤（方15）。

（2）阳明腑证　壮热烦渴，大渴引饮，面赤恶热，舌干，大汗出，脉洪大有力或滑数者，宜白虎汤（方16）；若发热不退，恶热口渴，大便秘结不通，腹满拒按，舌苔厚黄，脉滑数者，宜调胃承气汤（方17）；如发热不退，谵语便秘，腹痛拒按者，宜小承气汤（方18）；若发热不退，大便多日不解，腹痛硬满，按之更痛，舌苔焦黄，或生芒刺，或焦黑燥烈，或日晡潮热谵语，或手足濈然汗出，脉沉而滑数，或沉迟而滑，或沉迟而有力者，宜大承气汤（方19）。以上系伤寒阳明病之治法，因其发热不恶寒，反恶热，与温病同，故先述于此。至于温热家所论的温病，后面再作专题论述。

（3）湿温　发热不退，身热不扬，下午热度较增，头胀身重，胸闷不舒，舌苔白厚，或滑或腻，口渴不欲饮，饮亦不多，脉濡数或滑，宜苍术白虎汤（方20）、三仁汤（方21）。湿温一证，由于湿热互结，最是粘缠难愈。所以治疗湿温及温病之挟湿者，首先必须着眼于"湿"字。虽说温邪最易伤阴，大忌香燥伤阴之品，但病既挟湿，若不先祛其湿，则温邪必依痰湿为山险，其病亦必缠绵难已。治湿之法：以苦辛温治寒湿，苦辛凉治湿热，概以甘淡佐之。盖苦温能燥湿，芳香能化湿，淡渗能利湿也。能明乎此，则治湿之道，思过半矣。故治湿温及温病之挟湿者，如有一分之湿未去，便当用一分祛湿之药。当其湿邪未去之时，切不可先存温病，必须处处照顾阴津之念，一见发热不退，不问其有湿无湿，便用鲜生地、鲜石斛之类，以致湿遏热伏，轻病变重，重病变危，若此者吾见实多，故特为指出，使学者知所戒心。要知治湿温最妙的莫如芩、连，盖芩、连为苦寒医药，苦能燥湿，寒能清热，对湿温病最为合拍，不比生地、石斛之苦寒滋腻者，只利于清热养阴，而不利于湿证。芩、连之性虽燥，但施之于湿温及温病之挟湿者，有其利而无其弊，此则历用而不爽者。如湿温（包括温病之挟湿者）经治疗后，湿苔已化，而见干燥无津者，则鲜生地、鲜石斛等养阴滋液之药，亦在所必用，而芩、连之苦寒燥湿者，又非所宜。故辨舌苔之润燥，实为治疗湿温及温病挟湿者用药标准（即苦寒与甘寒）的最好方法。以上是鄙人数十年来临床观察的点滴经验，希望能引起读者的注意。

9　潮热　发热见于午后或夜间，如潮水一样准时而发的为潮热，乃阴虚所致。

一般都见于大失血或大泻之后，以及各种慢性病或虚劳病末期。《素问》所谓"阴虚生内热"，即指此而言。宜青蒿鳖甲饮（方22）、秦艽鳖甲散（方23）、清骨散（方24）、地骨皮散（方25）之类。

10　小儿暑热　现代医学以本病多发于夏季，且多发于小儿，故名为小儿夏季热。其症状为发热不退，热度不甚高，一般都在37.5℃至39℃之间，口渴多尿，烦扰不宁，亦有毫无痛苦者。其热长期不退，治疗较为棘手，迨至秋凉后，其热自能消退，可不药而愈。治疗本病，当依其不同情况，分别治之。如偏于热盛的，宜白虎加人参汤（方26）；偏于阴虚的，宜王氏清暑益气汤（方27）；偏于阳虚的，宜用甘温除大热法补中益气汤（方12）加减主之。

11　恶寒　《伤寒论》说："病有发热恶寒者，发于阳也；无热恶寒者，发于阴也。"所以凡恶寒而不发热的，都为阴证，治宜温里法。

（1）素怕风寒　素怕风寒，得暖即解，甚者虽在夏季亦常关门窗，为阳虚证，宜黄芪建中汤（方28）、附子理中汤（方29）、金匮肾气丸（方30）之类，随宜选用。

（2）振寒　少阴病，身体振寒，腹痛下利，四肢沉重，小便不利，苔白不渴，脉沉者，宜真武汤（方31）。

（3）战汗　伤寒或温病过程中，突然发生恶寒战栗，精神困怠，厥状可畏者。乃邪正相争，将作战汗之兆，正胜则汗出而愈，邪胜则汗不出而亡，实为生死关头。此时当以热饮助之，如有虚脱之象者，可进独参汤（方32）或炙甘草汤（方33）。

12　真寒假热和假寒真热　张景岳说："假热者，外虽热而内则寒，脉微而弱，或数而虚，或浮大无根，或弦芤断续，身虽炽热而神则静，言语谵妄而声则微，或虚狂起倒而禁之则止，或纹迹假斑而浅红细碎，或喜冷饮而所用不多，或舌苔虽赤而衣被不撤，或小水多利，或大便不结，此则恶热非热，明是寒证，所谓寒极反兼热化，阴盛格阳也。假寒者，外虽寒而内则热，脉数有加，或沉如鼓击，或身寒恶衣，或便热秘结，或烦渴引饮，或肠垢臭秽，此则恶寒非寒，明是热证，所谓热极而反兼寒化，阳盛格阴也。"此二证都极严重，辨认不清，危亡立见，宜细辨之。真寒者，宜附子汤（方34）、四逆汤（方35）、金匮肾气丸

（方 30）之类；真热者，宜白虎汤（方 16）、承气汤（方 36）、三黄石膏汤（方 37）之类。

（二）问汗

汗为人体汗孔中排出之水液。凡人劳动后或天热时，往往出汗，此为生理上正常的现象；若无故而汗出者，则为病理变化，有自汗、盗汗及局部出汗等，分述于下。

1 自汗 不因劳动或天热而自行出汗的，为自汗。

（1）**由于火热** 脉证都无虚象，而汗出较多者，乃胃热熏蒸所致，宜凉膈散（方 38）；如多汗口渴，舌红，并有虚象者，宜玉泉散（方 39）。

（2）**由于阳虚** 阳虚不能卫外，故自汗出，必兼恶风倦怠等症，宜玉屏风散（方 40）、补阳汤（方 41）。

2 多汗 多汗之原因颇多，但多与卫气不固有关，以玉屏风散（方 40）为主。挟风者宜桂枝汤（方 2），挟湿者宜羌活胜湿汤（方 5），挟痰者宜二陈汤（方 42）。又自汗、多汗之证，服各种止汗药无效者，宜补心血，宜大补黄芪汤（方 43）加枣仁，送灵砂丹（方 44）；有微病者，加石斛。病后气血两虚、动即汗出者，宜十全大补汤（方 45）加枣仁。

3 头汗 身上无汗，但头出汗，为头汗，多由湿热上蒸或瘀血郁结而成。如小便不利，渴不能饮而头汗出者，为膀胱蓄瘀，宜桃仁承气汤（方 46）；若蓄血证，独头汗出，齐颈而还者，宜犀角地黄汤（方 47）；如湿热上蒸，而且皮肤发黄，小便不利，额上汗出者，宜茵陈五苓散（方 48）、茵陈蒿汤（方 49）；水结胸证，身无大热，头额汗出者，宜小半夏汤（方 50）加茯苓；有因食滞中宫，热气上冲而头汗者，宜保和丸（方 51）加姜汁炒黄连；有因发汗以致表虚或素禀表虚，症见头汗不已者，宜黄芪汤（方 52）；又凡病后、产后头汗不止者，为阳虚，误治必死，宜十全大补汤（方 45）、补阳汤（方 41）。

4 半身汗出 天热或热食或用力后汗出，或左或右，止见半身或头面半边者，为气血不充所致。《素问》说"汗出偏沮，使人偏枯"，此乃中风半身不遂之先兆，宜常服大补气血之剂以预防之，如十全大补汤（方45）、人参养荣汤（方53）酌加秦艽、羌活之类。

5 汗出不止 汗为心液，汗出不止，则消耗元气与津液，极易导致心脏衰弱，宜生脉散（方54）。

6 盗汗 睡中汗出，醒而即收者，为盗汗。乃阴虚也，宜当归六黄汤（方55）、四制白术散（方56）。

（三）问头身

头身包括头、项、腹、背、四肢等，范围较广泛，兹分述于下。

1 头部 头为诸阳之会，三阳经脉皆上头，厥阴经脉亦可挟督脉而上走颠顶，且为脑髓所居之地，为人身最重要之部分。其病变多与上述各经脉有密切关系，兹挈要分述于下。

（1）头痛 太阳经脉行身之后，阳明经脉行身之前，少阳经脉行身之两侧，督脉由脊而上颠顶，厥阴经脉亦挟督脉而上走头。故一般头痛，如痛在后脑的，多为太阳头痛；痛在前额的，多为阳明头痛；痛在两侧的，多为少阳头痛；痛在颠顶的，多为厥阴头痛。观其痛在何处，均于主治方中酌加引经药，则收效更速。

1）风邪头痛 外受风邪，痛连颠顶，遇风更甚，并发寒热，头胀目眩，舌苔薄白，脉浮滑者，宜川芎茶调散（方57）。

2）内伤头痛 时痛时止，痛不甚剧，饮食少味，四肢倦怠，脉虚无力者，宜补中益气汤（方12）。

3）血虚头痛 痛时目眩，自鱼尾上攻头脑，面少血色，手足心热，脉细弱者，宜补肝养荣汤（方58）；或用当归一两，酒煎服；或用当归、川芎各三钱，荆芥一钱，煎服。

4）肝火头痛 头痛而胀，面红目赤，头筋胀大，口苦溲赤，脉弦而速，宜龙胆泻肝汤（方59）、当归芦荟丸（方60）。

5）肝阳上亢头痛　头痛昏眩，耳目不清，心烦呕恶，心悸不寐，春、秋两季发作更频。忌用辛燥驱风之剂，宜养血平肝，如生地、白芍、明麻、桑叶、菊花、白蒺藜、石决明、决明子、代赭石、钩藤、羚羊角之类，张氏镇肝熄风汤（方61）亦可用。

6）厥逆头痛　头痛数年不愈，其痛连齿者，为厥逆头痛，宜羌活附子汤（方62）。

7）风热头痛　头痛剧烈，并有胀感，见风更甚，口内干燥，舌红面赤，溲赤便秘，唇舌生疮，脉数，宜黄连上清丸（方63）。

8）头风　头痛作止不常，有触即发者为头风。凡偏、正头风，痛连鱼尾，头重目眩，筋脉牵引者，宜芎辛散（方64）加全蝎；有热者，宜川芎茶调散（方57）加黄芩。又偏头风有左、右之分，左为血虚挟风，右为气虚挟风，川芎茶调散（方57）、选奇汤（方65）二方统治之。血虚者，加归、地；气虚者，加参、芪；有痰加半夏、南星；有热加黄芩、石膏；风盛加天麻、蔓荆子，并均以所加之药为君，以方为臣。病久者，则酌加僵蚕、全蝎、石决明之类，此叶氏所谓虫蚁搜剔法也。

9）雷头风　头痛起块，内如雷鸣者，为雷头风，宜清震汤（方66）；或于块核上用排针砭之出血。

10）头顶痛　此为相火上扰，不可发汗，宜三才汤（方67）加龙骨、牡蛎、龟板、鳖甲之类。

11）脑风头痛　头痛剧烈，呈阵发性，头脑尽痛，宜苍耳子四钱、川藁本二钱，煎服。

12）真头痛　头痛甚剧，痛连脑户，手足寒至节者，不治。如急灸头顶百会穴，并进大剂参附汤（方68），或可挽回于万一。

（2）头晕　头晕之症，多见目眩，属虚者十之七、八，属实者十之二、三。大抵肥白人头晕，治宜清火降痰兼补气；黑瘦人头晕，则宜滋阴降火兼平肝，此大法也。辨治如下：

1）风痰头晕　头目昏眩，胸闷欲呕，舌苔白厚，或滑或腻，脉弦滑者，宜半夏白术天麻汤（方69）或二陈汤（方42）加胆星、天麻之类。亦有头目昏眩，天旋地转，耳鸣，呕吐频频者，用半夏白术天麻汤（方69）加僵蚕、全蝎、生石决、钩藤之类，可取效。

2）肝阳上亢头晕　头昏眩晕，时觉房屋旋转，剧则不欲睁眼，心烦呕吐，心悸不寐，亦有面红耳赤者，脉多弦硬击指，宜建瓴汤（方70）、驯龙汤（方71）。

3）内伤头晕　头晕时作时止，稍事休息或躺下即渐消失，饮食如常、脉虚无力者，宜补中益气汤（方12）加蔓荆子、藁本。凡用脑力过度者，多有此症。

4）火热头晕　火热上攻，面红耳赤，大便秘结，脉洪大有力，或暑月热甚而发者，宜大黄散（方72）。

（3）头鸣　头鸣除雷头风已见上述外，尚有如下两种：

1）天白蚁　头内如虫蛀响者，为天白蚁，多属于火，亦有痰湿为患者。体实者，宜凉膈散（方38）、滚痰丸（方73）之类；体虚者，独参汤（方32）、保元汤（方74）、六味地黄丸（方75）、桂附八味丸（方76）随宜选用。大抵瘦人患此者，多属火；肥人患此者，多属痰湿。

2）脑髓不足　头响兼有耳鸣目眩者，为脑髓不足之证，有左归饮（方77）、右归饮（方78）两方可供选用。

（4）头顶响核　头顶响核，内有响声者，乃命门大亏所致，宜七制固脂丸（方79）。

（5）头摇　卒然头摇，项背强者，为少阳经病，宜小柴胡汤（方13）去参，加防风；腹痛里实，不大便而头摇者，为阳明经病，宜大柴胡汤（方80）；老人及病后虚弱而头摇者，宜十全大补汤（方45）加羌活、防风。

（6）解颅　小儿囟门不合，头颅日大，状如解开，故名解颅。患此者多难养育，治疗亦极不易，现代医学名为脑积水，宜六味地黄丸（方75）加鹿茸，或八珍汤（方81）加黄连。并紧束头部，外以白蔹末敷之，用三辛散（方82）敷之亦可。

（7）大头瘟　病起鼻额，延之头面，发热恶寒，头面红肿，目睁不开，咽喉不利或肿痛，口舌干燥，脉浮数有力，宜普济消毒饮（方83）。

（8）百会疽　生于颠顶中心，初起形如粟米，渐渐红肿，根大如钱，甚则形如葡萄，坚硬如石，乃由火毒凝结而成。如红肿焮热疼痛，憎寒壮热，疮根紧束，口渴便秘，烦躁不安，脉洪数者，乃阳实证，宜黄连解毒汤（方84）；若漫肿平塌，紫暗坚硬，根盘散漫，恶寒便泄者，为阳虚证，宜十全大补汤（方45）；如面赤心烦，口干而不欲饮，唇舌润滑者，则为虚阳上浮之证，宜桂附八味丸（方76），再用生附子作饼，放足涌泉穴，左、右各灸五壮，以泄其毒。

2 面部 面部仅述主要病变，关于五官方面，后面会分别论述。

（1）眉棱骨痛 多由外邪郁成风热，上攻头脑，下注于目，从目系过与眉棱相并而痛；亦有心肝壅热上冲或胸膈风痰为患者。治宜清火散风，如不获效，则兼滋阴。若泛用风药，则火热因之更为上升，痛必愈甚。如痛时眼不能开，昼静夜剧者，为实证，宜选奇汤（方65）加葱白、豆豉，风盛再加葛根，火盛再加石膏；若见光亮即发者，为虚证，宜选奇汤（方65）加当归、白芍；肝经有停饮，发则眉棱骨痛，昼静夜剧者，宜导痰汤（方85）或小芎辛汤（方86）加半夏、橘红、南星之类。如痛久成头风，发则眉棱骨痛者，宜选奇汤（方65）加柴胡、白芷、荆芥。若因肾水不足所致者，宜祛风清上散（方87）加熟地、龟板。

（2）吊线风 此证往往突然发作，颜面半边麻木，不知痛痒，口眼歪斜，经脉抽掣，现代医学名为颜面神经麻痹。宜牵正散（方88）加制南星、蜈蚣，或大秦艽汤（方89）。久不愈者，再合四物汤（方90），所谓"治风先治血，血行风自灭"是也。并间服补中益气汤（方12）、六味地黄丸（方75）之类，以培其本。

（3）痄腮 生于两腮肌肉不着骨处。初起肌肉红肿焮痛，寒热往来，是由胃经湿热所致，现代医学称为腮腺炎。红肿焮痛者，宜柴胡葛根汤（方91）；口渴便秘者，宜四顺清凉饮（方92）；表里俱解，肿痛未愈者，宜托里消毒散（方93）。有脓者针之，不可开刀。

（4）发颐 发于颐颌之间，多由伤寒发汗未尽，或疹形未透壅积而成。初起颌下起核疼痛，大如枣子，身发寒热，继则肿延耳前、耳后，宜荆防败毒散（方9），牛蒡甘桔汤（方94），外敷二味拔毒散（方95）。如肿痛日增，势必化脓，宜托里透脓汤（方96）。

（5）疔疮 多生于无毫毛处，或生于关节，以其初发突起如疔盖，故名为疔疮。形小根深，状如粟米，或痒或痛，或但麻木，来势极速，种类甚多，多发于头面及手足。其生于头项及胸背者最急，生于手足骨节间者较缓。初起或发寒热，或呕恶，或烦躁，或胸腹胀闷，或坐卧不安。此时应用生黄豆令病人嚼之，如说无生豆气，即知是患疔疮。此证发展极为迅速，如不及时治疗，疔毒散漫，肿势蔓延，以致神昏心烦，是为走黄，最为危险。初起毒重者，宜先服护心散（方97）、杭菊饮（方98）；余如五味消毒饮（方99）、蟾酥丸（方100）、飞龙夺命丹（方101）、七星剑汤（方102）、疔疮丸（方103）等，都是治疗疔疮的方剂，可选用。如大便秘结者，宜重用大黄、元明粉以泻其毒，小柏子树根亦妙。若疔疮失治，以致毒气内攻，四散经络，疔肿散漫，疮顶塌陷，神昏心烦，宜急随走黄处依经寻觅，遇有一芒刺样直竖者，即是疔苗，急针刺去其恶血，并艾灸三壮，内服七星剑汤（方102）、地丁饮（方104）、菊花饮（方105），或捣芭蕉根汁频灌之。如身面漫肿，神昏闷乱，干呕心烦作渴，遍身起泡抽搐者，难治。又苍耳虫治疗疮亦有效。其法：于夏秋间，捕捉苍耳虫（苍耳草将老之际，每株秆内都有苍耳虫），愈多愈妙，取浸香油（蓖麻油亦可）内，加上好朱砂数钱，贮藏待用。用时挑苍耳虫一、二条，放疮上用小膏药贴之，毒水能从疮口流出，病势即可渐渐减轻。

3　颈项部　前为颈，后为项。颈项多为外科疾病，兹择要分述于下。

（1）颈痈　生于颈之两旁，初起头痛，发热恶寒，或寒热往来，颈项强痛，继则颈侧红肿。宜牛蒡解肌汤（方106）、仙方活命饮（方11）。

（2）猛疽　喉痈之当喉结而生者，为猛疽，亦名锁喉痈，由肺肝积热忧愤所致。其势较急，肿甚则咽喉受阴而汤水难下；若脓成内溃，则穿喉而死。初起宜黄连消毒饮（方107）、牛蒡解肌汤（方106）随证选用；外敷二味拔毒散（方95）。

（3）脑疽　生于项后正中处，名对口疽；生于偏旁的，名偏口疽。初起一粒，形如麻豆，一、二日后，微寒身热，渐渐加大，七日成形，根盘红肿，疮头如粟米，先痒后痛，以后疮头渐多，化脓溃烂，状如蜂窠，如脓尽后，腐肉脱落，新肉始能重生；若迁延失治，则溃烂面积增大，颇难收口。此证多由膀胱积热，或湿毒上壅，或外感风热，或阴虚火炽而成。大抵由外感发者，多生于正中（即对口疽），属督脉经，为顺证，易于高肿溃脓，生肌收口；从内发者，多生于偏旁，属膀胱经，为逆证。疮多平塌，根脚走散，两肩漫肿，膊项难转，背如负石，难以成脓，难溃难敛，或见三陷（即火陷、干陷、虚陷，乃外科三不治之证。凡痈疽等证，气不能引血出腐成脓，火毒反内陷入营，渐致神迷昏厥者，为火陷；如脓腐未透，营卫已伤，根盘紫滞，头顶干枯，渐至神识不爽，有内闭外脱之象者，为干陷；若脓腐虽脱，新肉不生，状如镜面，光白板亮，脾气不复，饮食日减，形情俱削，渐至腹痛，便泄寒热，宛似虚损者，为虚陷）之证。初起憎寒壮热，朝轻暮重，舌苔白腻，胸闷呕恶，脉弦细数者，为湿热上壅之候，宜黄连泻心汤（方108）、温胆汤（方109）、仙方活命饮（方11）；脓不易透者宜透脓散（方110），虚弱者宜托里消毒散（方93）。若面红舌绛，烦躁干哕，口渴喜饮，大便坚实者，乃大热伤津之证，宜犀角地黄汤（方47）酌加银花、地丁草、芦根、石斛、黄芩、山栀、竹叶、玄参、麦冬之类。另如治脑疽方，用牛蒡子、连翘、蝉蜕、当归、川芎、赤白芍、川贝、蒲公英、川朴、桔梗、乳香、没药，水煎，入童便少许服，亦可用。外治可用新鲜烂塘泥样鸡粪敷之（取烂塘泥样鸡粪法：以大麦青或大麦喂公鸡，即可得烂塘泥样鸡粪）。

（4）瘰疬　多生于颈侧，或生耳后，连及颐颌，下至缺盆、腋下，或左或右，或两侧俱生。初起如豆，或如梅李，累累相连，历历三、五枚，久久不消，逐渐长大，按之不痛或隐痛，乃郁火痰气凝结而成。按之能动者，为无根，属阳，易治；推之不动者，为有根，属阴，难治。现代医学名为淋巴结核，宜消疬丸（方111）、舒肝溃坚汤（方112）、小金丹（方113）、天葵丸（方114）之类。气血虚弱者，宜益气养荣汤（方115）、香贝养荣汤（方116）之类。溃而不敛者，宜十全大补汤（方45）加香附、贝母、夏枯草，或天花散（方117）。又单方：用乌脚枪（鲜者三、四两，干者一两）加猪肉二两半，同煮烂，去乌脚枪，加红糖适量，一日服完，日日服之，疗效颇佳；用夏枯草五钱，煎汤送炮山甲粉一钱半，亦可。

（5）颈项强硬

1）外感风寒　以致颈项强硬不能转侧面仰者，此即《伤寒杂病论》所谓刚痉和柔痉。兼有发热恶寒、头痛、无汗、脉浮紧者，为刚痉，宜葛根汤（方

118）；兼有发热恶寒、出汗、脉浮缓者，为柔痓，宜栝楼桂枝汤（方119）、桂枝加葛根汤（方120）。如受风寒，仅见头项强硬，而无发热恶寒等兼症者，桂枝加葛根汤（方120）亦有效。

2）破伤风　风邪从破伤处而入，初起形寒发热，继则项背强直，角弓反张，四肢抽搐，牙关紧闭。面上呈哭笑面容，乃危重之症，宜五虎追风散（方121）、木萸散（方122）、玉真散（方123）之类。单方：用鸡屎白炒焦一两，黄酒煎服，亦有一定疗效。

（6）瘿瘤　山区之人，少食海味，颈下多生瘿瘤，渐渐加大，宜多食海味，如海藻、海带、紫菜之类，或日服煅牡蛎粉数钱，瘿瘤即可渐渐消退。亦有颈下粗大，兼见烦躁心悸，夜寐不宁，呼吸不畅，眼球突出，食欲旺盛者，为肝经邪火所致。现代医学名为甲状腺机能亢进，宜达郁汤（方124），或用黄药子黄酒煎服，亦可用生脉散（方54）加牡蛎、海藻、龙骨、黄药子之类。

4　**目部**　《内经》说："五脏六腑之精气，皆上注于目而为之精。"故目病与五脏六腑都有关系。眼科书上有五轮八廓之说，五轮即黑睛属肝，为风轮；两眦属心，为血轮；眼白属肺，为气轮；眼胞属脾，为肉轮；瞳神属肾，为水轮。又瞳神属膀胱，为水廓；黑睛属胆，为风廓；眼白属大肠，为天廓；眼胞属胃，为地廓；大眦上方属小肠为火廓，下方属命门为雷廓；小眦上方属心包络为山廓，下方属三焦为泽廓，以上为八廓学说的一种。根据以上所患的部位，则可测知发病的脏腑所属。专论眼科的书很多，分析亦较详细，这里只略述其治疗方法。大抵红肿热痛以及初生翳障之在外者，一般都较易治；如不红、不痛、不肿以及久病翳障之在内者，治之则较难。在外者，多以散风泻火为主，辅以平肝之剂；在内者，则以滋肝肾、补气血为主，略佐祛风之药。有翳障的，可酌加石决明、决明子、蝉蜕、蛇蜕、木贼草之类。

（1）青盲　此证瞳神不大不小，无缺无损，仔细视之，瞳内并无别样气色，俨然与好人一样，只是看不见东西，此为青盲。若少有气色，即是内障，非青盲也。因玄府郁遏，光华不得发越于外而成，多由伤于七情而神散者，或伤于精血而胆损者。若老人及疲病者，及心肾精血损者，难治。宜镇肝明目羊肝丸（方125）、复明丸（方126）、开光复明丸（方127）。内障已成者，宜本事羊肝丸

（方128）。

（2）云雾移睛　目外见物，如蝇蛇旗旆，飞扬缭乱，犹在云雾之间，其色青黑或微黄，多由精元亏耗所致。凡虚弱之人，及妇人经产去血过多，或悲愤忧虑过度，小儿疳热痰疟等患者多有之。若玄府有损，清气受滞者，必成内障。现代医学之中心性视网膜炎，和此证相类似。宜猪苓散（方129）先清肝肾热邪，后服蕤仁丸（方130），并用摩顶膏（方131）。余如羚羊羌活汤（方132）、益气聪明汤（方133）等均可用。

（3）天行赤眼　多由四时风热之毒，互相传染，目赤肿痛，羞明流泪，宜驱风散热饮子（方134）、桑白皮散（方135），泻火散风汤（方136）尤妙。

（4）目生星翳　小而点点者为星，大而成片者为翳。不论星或翳，如色白而嫩者，易消；厚而焦黄，绕有血络者，难消。宜石决明散（方137）加蝉蜕、蛇蜕，目红甚者，加大剂量生石膏。

（5）目生努肉　目眦生出努肉（多生大眦），渐厚渐大，久则掩盖瞳神，名为努肉扳睛。凡性躁暴戾，嗜食辛热者，每多患此。宜防风汤（方138）、栀子胜奇散（方139）、还睛散（方140），外用吹霞散（方141）点之。

（6）瞳神散大　此症多由风热上攻，或因忧怒痰火，伤寒疟疾，经产败血等证，以致肝肾虚亏，不能养目，瞳神散大，风轮反为所窄，甚则一周如线，皆元气耗散之征，初起宜急治之，宜羌活退翳丸（方142）；如因过食炙煿辛辣之物而成者，宜泻肾汤（方143）送磁朱丸（方144）；若因暴怒所致者，宜调气汤（方145）送磁朱丸（方144）；如因血弱阴虚，不能养心，虚火上焰而瞳神散大者，宜滋阴地黄丸（方146）。

（7）瞳神缩小　瞳神渐渐缩小，形如簪脚，甚则如针，视尚有光，隐涩羞明，多由淫欲劳乏，精血亏损，以致肝肾俱伤所致。宜清肾抑阳丸（方147）、抑阳酒连散（方148）、还阴救苦汤（方149）、搐鼻碧云散（方150）之类。

（8）雀盲　入暮两目即无所见，天明即能恢复，名为雀盲，乃肝热肾虚之故。宜补肝散（方151）、雀目泻肝汤（方152）、羊肝丸（方153）之类。

5　耳部　肾开窍于耳，足少阴经汇于耳中，故耳病与肾及少阴经有关。大抵实证多属少阳，虚证多属肾。

（1）耳鸣　其声有轻有重，有大有小，或如水声，或如钟鼓，不一而足。其证有虚有实，实者多属痰火，鸣声必粗大，按之愈甚，并有头胀，头痛，烦躁善怒，脉滑数或弦滑等有余之证，宜柴胡清肝散（方154）、加减芦荟丸（方155）、通明利气汤（方156）。虚者多属肾亏，鸣声必细小，按之稍减或不鸣，并有头昏目眩，腰膝酸软，脉虚无力或细弱等不足之症，宜左慈丸（方157）、补肾丸（方158）、益气聪明汤（方133）之类。

（2）耳聋　耳聋除暴聋外，大都由耳鸣失治而来。如久久不愈，竟至全聋者，类多不治。若尚微有可闻者，则可治疗，其治法不一：因忿怒过度，少阳胆火从左而升，以致耳聋者，宜龙荟丸（方159）；因房劳过度，以致相火从右而升，症见耳聋者，宜六味地黄丸（方75）；因膏粱厚味，阳明胃火从中而升，则左右俱聋，宜防风通圣散（方160）、礞石滚痰丸（方161）。暴聋者，因风邪入侵于耳，经气闭塞不通，必兼头痛，宜排风汤（方162）、桂星散（方163）；因厥气入于耳中而暴聋者，必见头目昏眩，宜复元通气散（方164）去牵牛，加葛根、葱白、生姜，送养正丹（方165），或用和剂流气饮（方166）加菖蒲、葱白、生姜，后服沉香降气汤（方167）。

（3）耳痒　耳痒乃肝、肾二经病。由于肝经湿热或耳内潮湿作痒者，宜清肝汤（方168）；由于肾经之火所致者，抓之略愈，不久又痒，宜玄参贝母汤（方169）；若肝、肾火炎，耳内奇痒，耳底坚硬，以刀刮之有声者，宜救痒丹（方170）。

（4）耳后发（左为夭疽，右为锐毒）　生于耳后一寸三分高骨之后，乃郁火凝结而成。初起如黍粒，渐肿如瓜，坚硬平塌，色紫暗晦，疼痛剧烈，最为危候。如红肿易溃者，顺；黑陷坚硬者，逆。虽投剂无误，十中只愈四、五。初起宜柴胡清肝汤（方171），脓将成者宜托里消毒散（方93），虚者宜十全大补汤（方45），外敷宜乌龙膏（方172）。

（5）耳痔　生于耳内，由肝、胃、肾三经火毒凝结而成。形如樱桃、羊乳者，为耳痔；形如枣核，努出耳外，痛不可触者，为耳挺；形如蘑菇，头大蒂小者，为耳菌。红肿闷痛，不可触犯，触之即痛彻颠，宜栀子清肝汤（方173）。外用硇砂散（方174）点之。

（6）**耳痛** 耳窍壅肿，耳根燃热胀痛，乃过食厚味，或怒气郁结，肝胆火逆，或房劳伤肾，相火亢盛所致，宜加味逍遥散（方175）、栀子清肝汤（方173）；脓已成者，宜四妙汤（方176）去黄芪，加白芷、丹皮；已溃者，宜八珍汤（方81）加银花、连翘。

（7）**耳疳** 耳内先肿后痛，继流脓水，伴有寒热，其脓黑而臭者，为耳疳，乃胃湿肝火互结而成，宜柴胡清肝汤（方171），甚者宜龙胆泻肝汤（方59）；脓白而臭者，为缠耳，多由风水入耳，及积热上壅而成，宜抑肝消毒散（方177）、清上散（方178）；脓红而臭者，为脓耳，乃肝经血热所致，宜四物汤（方90）加丹皮、石菖蒲，或用清心丹（方179）；脓黄而臭者，为聤耳，宜清黄散（方180）。外治俱可用虎耳草汁入冰片少许滴之，亦可用黄连汁或黄连粉、枯矾之类滴之、掺之，红棉散（方181）亦有效。久不愈者，宜大剂四圣散（方182）加味。

6 鼻部 鼻为肺窍，阳明之脉交于颊，循鼻旁，所以鼻病多与肺、胃二经有关。

（1）**鼻衄** 即鼻孔出血。有因表寒不解，热闭于经者；有因阳热拂郁，迫血妄行者；亦有七情劳疫，损伤真阴，以致水不制火，冲动阴血者。若察其脉滑实有力，及素无损伤者，当作火治；若脉来洪大无力，或弦或芤，或细数无神，或素多酒色内伤者，乃阴虚之证，宜补阴为主，不可概用寒凉。治法如下：一般衄血，都为火热上攻所致，宜犀角地黄汤（方47）、清衄汤（方183）、止血立应散（方184）、玉女煎（方185）、止衄散（方186）等随虚实选用；若少阴心火旺盛，上熏于肺，六脉俱大，按之空虚，心悸善惊，面赤而衄者，宜三黄补血汤（方187）；如衄血过多，屡服凉药而不止者，此属内虚寒而外假热之证，宜标本兼治，用千金当归汤（方188）；若卫虚多汗，不能固其营血，每至夜间即衄者，宜当归补血汤（方189）加木香，或大剂保元汤（方74）；如衄血不止，宜四生饮（方190）、艾柏饮（方191）。单方：衄血不时发作者，每日服白及粉二、三钱，疗效较好。若衄血不止，用线紧扎中指中节，右衄扎左，左衄扎右，两鼻孔衄，左右俱扎之，衄即止。

（2）**鼻渊** 鼻中常流浊涕，如脓如髓，腥臭难闻，为鼻渊，乃风寒火热郁结而成，俗名为脑漏，现代医学名为额窦炎。患者常觉头脑昏痛，宜取渊汤（方192）、奇授藿香丸（方193）、辛夷消风散（方194）、苍耳散（方195）、天萝散（方196）之类。单方：用玉蜀黍须当烟叶做烟吸之，也可煎服。或用苍苔洗净，晒干，研细，纱布包裹，塞鼻孔中，每日左右换之。或用鹅不食草、漆姑草如法塞之，都有一定的效果。若积久不愈，身体必虚，气虚者宜兼服补中益气汤（方12），阴虚者宜兼服六味地黄汤（方197），标本兼治，可渐取效。

（3）鼻疮 初觉鼻内干燥疼痛，生出小粒，后渐大。甚则鼻外红肿，痛如火灼，乃肺经壅热上攻鼻窍，聚之不散而成。宜黄芩汤（方198）、解郁汤（方199）。外用油纸捻粘辰砂定痛膏（方200），送入鼻中。若干燥者，黄连膏（方201）抹之。

（4）鼻痔 生于鼻中，形如石榴子，渐大下垂，色紫微硬，渐塞鼻孔，妨碍呼吸，乃肺经湿热凝结而成。现代医学名鼻息肉，宜辛夷清肺饮（方202）。外用硇砂散（方174）逐日点之，或用麻油扫鼻孔四周，再以白降丹（方203）少许，清水调点。

（5）鼻疳 多发于小儿，鼻内赤痒，时用手挖，肌肉消瘦，连唇生疮，或壮热多啼，皮毛枯焦，或咳嗽上气，或下痢不已。多由乳食不调，热壅上焦，疳虫上蚀所致。宜五福化毒丹（方204）、蝉蜕散（方205）、青金散（方206）之类。

（6）鼻齇 鼻准头红或紫黑者，为鼻齇。多因脾胃湿热上熏于肺，更受风寒外束，血瘀凝结而成。酒家每多患此，故又名酒渣鼻。其色先红后紫，久变为黑，最为缠绵，宜麻黄宣肺酒（方207）、凉血四物汤（方208）、四物二陈汤（方209）去半夏，加黄芩、红花，气虚者加黄芪。也可常服黄连阿胶丸（方210），并间服升麻和气饮（方211）送泻青丸（方212）。日久不愈者，宜栀子仁丸（方213）。外治：用颠倒散（方214）敷患处。

7 口舌部 脾开窍于口，心开窍于舌，故口病多为脾胃湿热上熏，舌病多属心火上炎。

（1）口臭 口臭多为胃热上冲，其气秽浊，并兼有口热舌干及阳明诸证，宜清胃散（方215）加藿香、佩兰；如因思虑不遂及脾虚不能化食而口臭者，宜调补心脾，用归脾汤（方216）加减；若过食膏粱厚味，或常服补阳药剂，以致口臭不可近者，宜甘露饮（方217）加茵陈；如大病瘥后，口臭腹痛者，宜苏子降气汤（方218）。

（2）口角流涎 此症多见于小儿，由脾冷或脾热所致。由于脾冷者，宜用白术、青皮、怀山药、炮姜、半夏、丁香、木香之类；由于脾热者，宜用白术、滑石、扁豆、茯苓、石斛、黄连、葛根、甘草之类。

（3）口辛　口内时有辛辣之感，为肺热，宜泻白散（方219）。

（4）口甜　口甜为脾瘅，乃脾热所发，宜兰香饮子（方220）；老人虚弱者，则为脾胃虚热，宜六君子汤（方221）、补中益气汤（方12）之类。

（5）口酸　口酸为肝胆之热，宜左金丸（方222）。

（6）口苦　口苦为胆火上溢，宜龙胆泻肝汤（方59）、小柴胡汤（方13）加麦冬、黄连；若消化不良者，亦常见口苦，宜平胃散（方223）加山楂、神曲，或用六君子汤（方221）。

（7）口咸　口咸为肾虚液泛，宜六味地黄丸（方75）、桂附八味丸（方76）随寒热选用。

（8）口淡　口淡亦为脾热，宜甘露饮（方217）加木香；如口淡喜食辛辣者，则为胃寒，宜理中汤（方224）；若病后口淡，乃胃虚所致，宜六君子汤（方221）。

（9）口疮　口舌生疮，多系心脾火毒上熏而成。心火旺盛者，宜导赤散（方225）加黄连；胃热甚者，宜清胃散（方215）或清胃汤（方226）加人中白、人中黄、月石之类；大便秘结者，均加大黄；兼有虚寒之象者，宜连理汤（方227）。又口疮有赤、白二种，赤口疮，外用没药散（方228）搽之；白口疮，外用乳香散（方229）搽之。婴儿满口遍生白屑者，为鹅口疮，宜清热泻脾散（方230），外用冰硼散（方231）吹之。或用青液散（方232）、驱腐丹（方233）之类亦可。

（10）口糜　口舌糜烂，色红作痛，甚则连及咽喉，不能饮食，较之口疮尤剧。多因阳盛阴虚，膀胱水湿泛溢，脾经湿热瘀郁，久则化热，热气上熏胃口，以致满口糜烂，宜三黄解毒汤（方234）、导赤散（方225）、清胃汤（方226）、凉膈散（方38）等随证选用。兼见口臭泄泻者，宜加味连理汤（方235）。

（11）舌衄　舌上出血为舌衄。由心火炎上，血热妄行所致，宜升麻汤（方236）、六味地黄汤（方197）加槐花，或用圣济阿胶散（方237）。外治：用槐花研末掺之，用必胜散（方238）亦可。

（12）木舌　舌头木肿胀痛，坚硬如甲，塞满口内，寒热发作，语言不清，乃心脾积热而成。宜针刺出血，内服荆防败毒散（方9）、加减凉膈散（方239），或用五和汤（方240）合百解散（方241）加灯心草、生姜。

（13）重舌　舌下肿起一块，形如小舌，或连贯如莲花，甚则潮热头痛，乃心脾之热循经上冲，血脉胀起，宜当归连翘汤（方242）。或用黄连、山栀、荆芥、黄芩、连翘、木通、薄荷、牛蒡子、灯心草、甘草煎服。外治：用青黛散（方243）或一捻金散（方244）搽之。

（14）舌生白泡　舌生白泡，大小不一，生舌上者，为石上珠，属心脾积热，宜三黄汤（方245）加石膏、蚤休、地丁草，兼服紫金锭（方246）；生舌下者，为舌下珠，属脾肾两虚，宜知柏地黄丸（方247）加玄参、木通。

（15）舌疔　舌生紫泡，其形如豆，坚硬寒热，痛彻心肝，属心脾火毒，宜蟾酥丸（方100）含舌下，缓缓咽之，连含二、三粒，再服黄连解毒汤（方84）或青果散（方248）。

（16）舌疳　初如豆，后如菌，头大蒂小，疼痛红烂，无皮，朝轻暮重，为舌疳，或名舌菌，亦名舌岩，由心脾火毒而成。宜二陈汤（方42）加黄芩、黄连、薄荷，并急用黑雪丹（方249）点之。或以蜘蛛丝搓成线，套菌根上，其丝自渐收紧，收至极痛，必须忍耐片时，菌落血出，用百草霜或蒲黄末敷之，再用六味地黄汤（方197）加槐花煎服。初起亦可用导赤散（方225）加黄连，剧者宜清凉甘露饮（方250），虚者宜归脾汤（方216）。稍延则肿突如鸡冠，舌缩痛增，触之更甚，破后臭气逼人，乃心脾郁火上乘，往往因舌硬不灵，妨碍语言饮食，日渐衰败，致成绝证。

8　牙齿部　肾主骨，齿乃骨之余，足阳明胃脉络于齿上牙龈，手阳明大肠脉络齿下牙龈，故牙齿病，多与肾和阳明经有关。

（1）牙痛　牙痛多因胃中积热上浮于牙龈，偶为风寒或冷饮所遇而成。治宜散风清热，宜牙痛验方（方251）、定痛羌活汤（方252）、玉女煎（方185），便秘者宜石膏汤（方253）。若肾经虚火上浮而痛，尺脉必虚，其痛绵绵，宜六味地黄汤（方197）加升麻、柴胡各四、五分。

（2）牙宣　初起牙龈发肿，日渐短缩，牙齿宣露，臭腐流血，为牙宣。乃胃经积热，外受风寒相搏而成。宜加味地黄汤（方254）、止血四物汤（方

255）之类。若喜热恶冷者，宜独活散（方256）；喜冷恶热者，宜清胃汤（方226）；牙根动摇者，系肾虚兼胃中虚火，宜三因安肾丸（方257）。

（3）齿衄　血从牙缝中出，为齿衄。有虚实之分，若出血较多，口气臭秽，脉数有力者，为胃经实热，宜清胃散（方215）。甚者，宜甘露饮（方217）或调胃承气汤（方17）。若血点滴而出，牙微痛，口气不臭，牙齿动摇或落者，为肾虚，有火者宜六味地黄汤（方197）加申姜，无火者再加肉桂。

（4）牙漏　多生于上、下门牙龈上。初起生黄泡，高肿疼痛，破后出脓，口细如针孔，极难收口，乃火郁水亏所致，初起宜金鉴升阳散火汤（方258）；久不愈者，宜多服六味地黄汤（方197）加玄参、石斛。

（5）牙咬痈　盘牙尽处，腮颊与牙龈之间肿痛，牙关强硬，汤水难下，并兼恶寒发热，为牙咬痈，乃阳明湿火上熏而成，宜升麻石膏汤（方259），外吹冰硼散（方231）。若溃不收口，致生腐骨者，亦可变为骨槽风。

（6）骨槽风　一名牙槽风。起于耳前，连及腮颊，筋骨隐痛，久则腐溃，腮之内外筋骨，依然漫肿疼痛，牙关拘急，乃手少阳三焦、足阳明胃二经之风火而成。因病在筋骨，故肿硬难消，溃后疮口难合，多致不治。初起宜清阳散火汤（方260），脓将成者宜中和汤（方261），未溃前宜阳和汤（方262），已溃者宜阳和汤（方262）和犀黄丸（方263）早晚轮服。

（7）牙疔　生于两旁牙缝，一粒肿起，状如粟米，痛连腮项，乃胃经火毒凝结而成，亦有由太阳经湿热所致者。若兼麻痒，破流黑水，其痛剧烈者，为黑疔，乃肾经之火毒。俱用针头挑出血，以拔疔散（方264）搽之，蟾酥丸（方100）含咽，并服黄连解毒汤（方84）。

（8）牙痈　生于牙龈，初起胀硬，继则焮红高肿，寒热疼痛，连及腮颊，不能咀嚼，唯牙关仍能开合。三、四日后脓成，刺破后即渐消退，乃脾胃火热所致。宜荆防败毒散（方9）、清胃汤（方226）之类。

（9）牙疳　初起寒热，二、三日后即见牙龈糜烂出血，口气臭秽，疼痛剧烈，乃胃经郁热，外受风寒搏击而成，宜清胃散（方215）；若迁延失治，以致牙龈宣露，流脓出水者，宜二参汤（方265）酌加清胃解毒之品；如初起牙龈边缘腐烂呈灰白色，迅即变成黑色，流紫色血水，臭秽触鼻，来势极为迅速，名走马牙疳，多见于痘疹、伤寒、疟疾之后，内热炽盛所致，乃至危极险之证。若不急治，一、二日后，即可穿腮落牙而不救，宜芦荟消疳散（方266）、清疳解毒汤（方267），初起亦可用当归散（方268）合三棱散（方269）加生姜、大枣；或服槟榔散（方270）五、七剂，去其积热；或用大剂生石膏、鲜石斛、人中黄、稻秧干治之。脾胃虚弱者，俱兼服人参茯苓粥（方271）。外用芦荟散（方272）、立效散（方273）之类搽之。

9　咽喉部　咽为食管，属胃；喉为气管，属肺。一主纳食，一司呼吸，二者并行而作用不同，所患之病，一般来势都较急，多由风热外感，痰火内郁，或阴虚阳亢之所致。

（1）喉风　咽喉一侧或两侧突然肿痛，吞咽不利，恶寒发热，继则肿痛加剧，蒂丁亦肿大下垂，痰涎壅盛，二便秘结，脉多滑数或洪大，乃肺胃积热，外受风邪，以致火动痰生，名为喉风。宜清咽利膈汤（方274），外吹金锁匙（方275），并刺少商、商阳出血，以泄漏其热。若喉肿如鸡卵，气塞不通，牙关紧闭，痰多气喘，口噤难言者，为锁喉风。先用通关散（方276）吹鼻取嚏，并针颊车穴松其牙关，再服清咽利膈汤（方274），或六味地黄汤（方197）加麻黄、苏叶、羌活各二钱，大黄五钱，细辛、桂枝各一钱，得吐和泻为妙。若肿连颈项，喉内有红丝紧缠，势如绞缚，且麻且痒，手指甲青，手心壮热，痰声如锯，手足厥冷，或两颧及项赤色缠绕者，为缠喉风。宜喉痹饮（方277）、夺命无忧散（方278）、百灵丸（方279）之类。外用玉露散（方280）、金银花露（方281）调敷。

（2）喉痹　初起咽喉一侧或两侧干燥灼热，微有红肿疼痛，影响吞咽，或发寒热，继则肿痛加重。其色绯红，久则紫亦，颈部或有结核，按之疼痛，乃外受风邪，引动肺胃积热而成，为风热喉痹。宜用针微刺出血，内服荆防败毒散（方9），或清咽双和饮（方282），外吹冰硼散（方231）。如咽喉微有红肿疼痛，朝轻暮重，入夜更甚，手足心热，口舌干燥，脉细数者，为阴虚喉痹，宜六味地黄汤（方197）、知柏八味丸（方283）。若四肢不温，脉象细弱，咽喉不红不肿而微痛者，为虚火喉痹，宜桂附八味丸（方76）。

（3）喉蛾　生于咽喉之旁，形如蚕蛾，红肿疼痛，或发寒热。发于一侧者，为单喉蛾；两侧俱发者，为双喉蛾；如肿块上出现白点或黄白色脓样黏膜者，为烂喉蛾，乃肺经积热，受风凝结而成。宜清凉利膈汤（方284）、清燥汤（方285）、疏风清热汤（方286）之类。一味土牛膝根煎服，甚效。平素阴虚者，宜养阴清肺汤（方287）。现代医学名此证为扁桃体炎。

（4）烂喉痧　一名喉痧，或称烂喉丹痧，现代医学叫猩红热，是一种急性传染病。初起恶寒发热，头痛呕吐，咽喉肿痛，三、四日后，喉头溃烂，颈项间先见红色小疹，逐渐散布于胸、背、腹部及四肢，一日之内，即可蔓延至全身。看去一片通红，状极鲜明，唯口唇四围呈苍白色，叫猩红热口围。舌苔初起白厚，渐转黄腻，数日后，舌苔剥落，光红起粒，如覆盆子状，名覆盆子舌，亦为猩红热所特有。初起宜荆防败毒散加减（方288）或减味清咽利膈汤（方289），重者，加减麻杏甘石汤（方290）；如里热旺盛，口臭便秘者，可用清咽利膈汤（方274）。中期，壮热，口渴、烦躁，咽喉肿痛腐烂，舌绛苔黄，丹疹密布，甚则神昏谵语，乃邪火由气入营，宜清营解毒，略佐疏透，俾邪仍转气分而解，轻则加减黑膏汤（方291），重则加减犀豉饮（方292）、加减犀角地黄汤（方293）。神昏者，可加紫雪丹（方294）、至宝丹（方295）、安宫牛黄丸（方296）之类。后期，丹疹已收，热轻，喉痛减，宜养阴滋液，如清咽养荣汤（方297）。外用：初起咽喉肿痛，吹玉锁匙（方298）；溃烂，吹金不换散（方299）或锡类散（方300）。更用针刺少商穴或委中穴出血，亦可减轻病势。本病初起用药有三禁忌：第一，忌辛温发表，因喉痧腐烂，全是火热，绝无寒证，若误用辛温，无异火上添油。第二，忌早投苦寒，喉痧初起，必有外邪包绕，非待宣化之后，内火鸱张，不可清凉泄热。若早投苦寒，则外邪内陷，而难救矣（亦有内火偏重而无外邪者，但极少数，当视火热之轻重，酌用清凉之品于宣化方中以泄热）。第三，忌直折下夺，喉痧初起，苦寒泄热，尚须慎用，何况攻下？非待邪化火升，阴气受伤者，不可妄用也。

（5）白喉　白喉是一种烈性传染病，患者以小儿为多，系感受燥热之邪，以及时行疫毒，蕴积肺胃，上熏咽喉所致。初起发热或不发热，头痛，身痛，精神倦怠，喉间红肿，咽痛或不痛，继则喉头两侧出现白点。亦有一、二日后始见白点者，白点或变为条状或块状伪膜，色灰白或带黄，白膜逐渐扩大，蔓延至喉关内外或蒂丁处，伪膜表面光滑，边缘境界分明，不易剥落，若强行剥离，则引起出血，露出红肿肉面，但很短时间内，又为新生伪膜所盖住。脉象多浮数，病情严重者，热度较高，患者面色苍白，神气呆滞，口有臭气，白膜扩大较快，兼有鼻塞声哑，痰壅气喘，声如拽锯，饮食即呛，脉象微数。若白膜发展至气管，往往阻碍呼吸，引起窒息而死。初起有表证者，宜桑葛汤（方301）、麻杏甘石汤（方302）之类，兼服啜药散（方303）。表解后，宜养阴清肺汤（方287）加土牛膝根。平素阴虚者，初起即宜用养阴清肺汤（方287）加土牛膝根，兼服啜药散（方303）。若阳热盛，证见喉间淡白，痛苦难当，牙龈糜烂，口苦干燥，面赤唇焦，脉洪大有力者，宜神仙活命饮（方304）加土牛膝根，兼服啜药散（方303），待热势稍缓，仍用养阴清肺汤（方287）加土牛膝根。凡白喉初起，单用土牛膝根每日二两煎服，亦有卓效。外用清凉散（方305）或神功丹（方306）吹之。又本病服药后，或见遍身斑疹者，乃客邪外出，亦所常有，不可误以为寻常斑疹，不敢滋阴，转用表药，反致贻误。病后虚弱者，宜养正丹（方165）。

（6）喉疔　生于喉关小舌边旁，形如靴钉，尖而且长，色红质硬，乃脾胃火毒郁结而成。初起但觉麻痒，旋即大痛，脉浮数，色红者轻，色黑者重。宜菊花梗、叶二两，甘草五钱，共煎服，用野菊花连根带叶亦可。或内服三黄凉膈散（方307）加银花、甘草，外吹青果散（方248）。

（7）喉疳　多生于喉关外近蒂丁两旁，生喉底极为少见，乃风热相搏，上攻咽喉所致。初起先有肿痛，或生水泡，继则腐烂，白点分散，多少不等，可多至十余处，大小亦不一致。其特点，白点周围必有红晕，一般都兼有寒热等全身症状。小儿患此尤多，且有并发口疳者，宜加减普济消毒饮（方308）。外吹冰麝散（方309）、锡类散（方300）之类。

（8）梅核气　咽喉不红不肿，亦不妨碍饮食，唯觉咽中有炙脔或梅核梗塞，咽之不下，咳之不出，名为梅核气，乃七情郁结，痰气阻滞喉中而成。宜半夏厚朴汤（方310）、加味四七汤（方311）、噙化丸（方312）之类。

10　身部　一些全身性的病症归此部陈述。

（1）身痒　身痒如虫行，搔破则出现细小血点，乃风热郁于孙络而成，宜四物消风散（方313）；若抓之多白屑，乃血虚生燥所致，宜滋燥养荣汤（方314）。

（2）瘾疹　亦名瘩瘟，俗名风疹块。初起皮肤发痒，出现疙瘩，形如豆瓣，渐渐成块成片，愈搔愈痒，全身遍发，口内亦有，色红或白（红者居多），时隐时现，反复发作，乃血热受风，邪郁肌表所致。现代医学名为荨麻疹，宜消风散（方315）加浮萍，用瘾疹验方（方316）亦佳。

（3）浸淫疮　初起细如粟米而发痒，抓破则流脂水，脂水流到之处，即蔓延成片，兼有疼痛。宜升麻消毒饮（方317）加黄连、苍术。

（4）粟疮　形如粟米，色红搔痒，久不愈则伤血液，肤如蛇皮，宜消风散（方315）。

（5）身痛　身痛为伤寒、伤湿等外感病所常有，治宜祛邪为主。伤寒宜九味羌活汤（方318）、麻黄汤（方1）之类，伤湿宜羌活胜湿汤（方5）。其久痛不愈者，当审其原因而治之。如因寒而身痛，痛处常冷，或如湿状者，宜甘草附子汤（方319）；湿热相搏，肩背沉重，疼痛觉热，胸膈不利，遍身上下俱痛者，宜当归拈痛汤（方320）；风湿相搏，一身尽痛，汗出懒语，四肢无力，走注疼痛者，此下焦伏火不得泄，宜麻黄复煎散（方321）；内伤劳倦，兼风湿相搏，一身疼痛者，宜补中益气汤（方12）加羌活、藁本、苍术；遍身皆痛，见于虚劳患者，宜十全大补汤（方45）加附子、羌活。

（6）身黄　身黄有数种，宜分别治之。

1）黄疸　一身皮肤尽黄，目黄，小便亦黄者，为黄疸。《金匮要略》有黄疸、谷疸、酒疸、女劳疸、黑疸等五疸之分，《巢氏病源》更有三十六黄之说，名目繁多，殊难辨析，后世均以阳黄、阴黄论治，足可为法。黄而鲜明如橘子色者，为阳黄，易治；黄而暗晦如烟熏者，为阴黄，难治。其原因，为湿热郁蒸而成，热盛者，证见唇舌红赤，目多红筋，大便秘结，舌苔薄白或黄，脉数，宜茵陈蒿汤（方49）、栀子柏皮汤（方322）；湿盛者，证见唇舌淡红，大便如常或溏薄，胸闷纳呆，舌苔厚腻或白厚，脉濡或滑，宜茵陈五苓散（方48）、茵陈胃苓汤（方323）；若湿热两盛者，证见唇舌红赤，目多红筋，胸闷苔腻，或白或黄，大便秘结或如常，胃纳衰减，脉滑而数，宜茵陈蒿汤（方49）合五苓散（方324）；若初起有发热恶寒表证者，宜麻黄连轺赤小豆汤（方325）。以上均为阳黄之治法。如阴黄证，则宜茵陈理中汤（方326），甚者加附子。又一般阳黄证，不论热盛或湿盛，都可用茵陈蒿汤（方49）加茯苓、猪苓、泽泻、车前子之类以通治之。若证见面目唇舌无血色，脉呈芤数之象者，乃兼血虚之征，宜用恽氏法，方用归身、生地、茵陈、连翘、山栀皮、茯苓、猪苓，甚效。单方：乌脚枪四两，浓煎，加红糖二两，顿服，为一日时量，疗效亦较好。现代医学名本病为黄疸型传染性肝炎。

2）桑叶黄（钩虫病）　一身皮肤悉黄，唯眼白与小便不黄，色亦不暗晦，且多伴有头昏、耳鸣、心悸、面色不华、唇舌淡白、脉见芤象等血虚症状，为桑叶黄，乃感染钩虫所致，宜伐木丸（方327）合四物汤（方90）、黄病绛矾丸（方328）；脾胃虚寒者，宜理中汤（方224）加当归、熟地，并用雷丸粉四两，分二日空腹服之。或用乌梅四两，浓煎顿服。近来多用灭虫宁（西药）治之，亦效。

3）急黄　形寒壮热，卒然发黄，并有衄血、齿衄、痰中带血，目多红筋等出血症状，多由脾胃本有蓄热，复为客气热毒所加而发。现代医学名为钩端螺旋体病。本病有热偏盛和湿偏盛两个类型，其治法与暑温相类似，热偏盛的，宜银翘散（方3）、白虎汤（方16）、清瘟败毒散（方329）、白虎加人参汤（方26）之类随宜选用；湿偏盛的，宜藿香正气散（方6）、三仁汤（方21）之类。以上均加入青蒿、银花、连翘、黄芩、钱腥草、板蓝根、大青叶之类。神智昏迷的，加牛黄清心丸（方330）、至宝丹（方295）、安宫牛黄丸（方296）之类。

4）黄胖　一名劳疳黄。身黄兼肿，黄中微带白色，眼白、小便都不黄，倦怠少神，时吐黄水，喜食生食或茶叶、泥土、木炭等，乃虫积或食积而成。宜温中丸（方331）、黄病绛矾丸（方328）、枣矾丸（方332）之类。

5）脱力黄　皮肤虽黄而淡白不泽，小便不黄，眼目无殊，亦见倦怠、心悸、头昏等症，乃脾虚血少所致。宜小建中汤（方333）、黄芪建中汤（方28）。

（7）身肿　分水肿和臌胀两者。述之如下：

1）水肿　见后专篇。

2）臌胀　亦名单腹胀，一名蜘蛛胀，也叫蛊胀。其症为单腹胀大，外皮绷急，按之如鼓，甚则腹壁青筋暴露，两足亦肿，小溲短少，腹虽饥而不能多食，食后胀闷转加，渐至面目消瘦，元气日衰，胀仍不已，形成正虚邪实，极难治疗。

所以俗语有"臌胀如筲箕，有药也难医"之说，乃四大证（风、劳、臌、膈）之一。有气臌、血臌、水臌之分，如腹胀如臌，按之空虚，得大便和矢气后，即觉稍快，为气臌，治之较易，宜木香流气饮（方334）、沉香降气汤（方167）、中满分消丸（方335）之类。用鸡内金、沉香、砂仁各三钱，香橼五钱，共为细末，每服二、三钱，姜汤送下，亦甚效。又蛤蟆腹内装满砂仁，盐泥封固，放火上煅成灰，去泥，将蛤蟆与砂仁灰研细，每服一、二钱，效亦佳。如臌胀病腹部有症块，皮肤色黑，皮内有紫黑斑点者，为血臌，宜当归活血汤（方336）、调荣汤（方337）加琥珀、车前子、茯苓之类。除气臌、血臌外，则为水臌，乃腹腔积水所致，治此证，首先排除腹水。若腹水不消，即饮食渐减，其病亦必随之而日剧，但欲排除此病之腹水，较之水肿病而尤难，往往有服峻药而泻下不多，进培元药则胀闷难受，以致攻补失效而不起者，亦不乏其例。排除腹水法，与治疗水肿同，不外健脾、利水、温肾、理气、逐水等诸法。体实胀甚者，可用逐水法，体虚者宜随证采用健脾、温肾、养阴等法，佐以利水理气之品。故当审其虚实，或先补后攻，或先攻后补，或一攻数补，或一补数攻，或攻补兼施，务使腹水消退，则饮食日增，正气日复，诸证亦随之而日减。如舌苔白厚，有湿象者，宜三五合剂（方338）；若脾阳不足者，宜实脾饮（方339）；肾阳衰者，宜济生肾气丸（方340），重用桂、附；肾阴虚者，宜六味地黄汤（方197）加车前、木通。轻者，亦可用茅根鸡肫皮汤（方341）。以上均可随宜配用小温中丸（方342）、禹余粮丸（方343）之类服用。葫芦（京葫芦）、虫笋二味，每日各三、五钱煎服，亦有效。蝼蛄、大将军（蟋蟀）焙干，研末，水送服一、二钱，亦可。《沈氏尊生书》谓二蛟散（方344）、加味胃苓汤（方345）二方，用治此证，百发百中，也可采用。逐水药常用者，为控涎丹（方346）、十枣汤（方347）、舟车神佑丸（方348）、疏凿饮子（方349）、巴漆丸（方350）等。其中以巴漆丸（方350）最妙，因服后反应轻微，是其所长。大抵逐水药如甘遂、大戟、芫花之类，服后易引起呕恶，故用量极难掌握。商陆则毒性较强，少用之则效不显，稍多（四、五钱）用之，即有心慌、面红、脉搏加速（每分钟达一百四十多次以上）等，起酒醉样之毒性反应。黑、白丑则逐水之力不甚强，往往用之难收预期疗效。千金子逐水效力如何，因试用次数较少，故不能强不知以为知，而妄下断语。民间单方搜山虎，排除腹水较好，反应亦不大，比巴漆丸（方350）似更佳，乃逐水药之较理想者。余如金丝蝴蝶根、鸢尾（紫蝴蝶根）等，亦有驱逐腹水之力，但不如搜山虎疗效可靠，且副作用反比搜山虎大，故搜山虎实有推广试用和研究之价值。

（8）游风　发于皮肤，起如云片，游走无定，浮肿微热，痛痒相兼，高垒如粟，病在血分者，则发赤色，名赤游风；病在气分者，则发白色，名白游风。乃肝脾燥热，风邪因虚而入，拂郁日久，与热相搏所致。初起宜荆防败毒散（方9），赤者继服四物消风散（方313），白者继进补中益气汤（方12）加蝉衣、僵蚕、防风、白蒺藜之类，气血两虚者宜八珍汤（方81），内热盛者宜加味逍遥散（方175）。

（附）油风　本系头部病，因油与游音同，恐搞不清，故附于此。油风俗名鬼剃头，其症状为头发干焦成片，或纷纷脱落，皮红光亮，痒如虫行，因毛孔开张，邪风乘虚袭入，以致风盛血燥，不能荣养毛发而成。宜内服神应养真丹（方351）以治其本，外以海艾汤（方352）洗之，以治其标。若日久不愈，宜针其光亮之处，出紫血，毛发方能复生。

（9）赤游丹　此证多发于小儿，初起身热啼哭，惊搐不宁，继则皮肤发红，肌热赤色，如涂丹朱，初发一处，渐及全身，轻者一日即消，重者伴有呕吐或神昏谵语，乃心火偏旺，风热外乘所致。宜大连翘饮（方353）、化斑解毒汤（方354）。

（10）红疹　温病身热不退，皮肤发红色小疹，名为红疹。多由热郁营分，不能外泄所致，治宜清营泄热，大忌升温辛散及凉腻之品。当使逐渐减轻，若突然退尽，多属内陷，预后多不良。法当清肺泄热，宜银翘散（方3）去豆豉，加玄参、生地、丹皮、大青叶之类，神志不清者，宜合清宫汤（方355）。

（11）发斑　伤寒、温病化热，邪入营分，壮热不退，皮肤上出现圆形、椭圆形甚或相连如云片的红斑，称为发斑。初起多见于胸部，渐渐蔓延至背、腹、四肢等处，颜色亦随之加深，同时出现口渴引饮，烦躁不寐，舌红干糙，脉象洪大等症。甚则神昏谵语，法宜清胃凉血，酌加透泄之品，宜消斑青黛饮（方356）、化斑汤（方357）之类。神昏谵语者，加紫雪丹（方294）。

（12）葡萄疫　皮肤上出现大、小斑点，其色青紫，状如葡萄，遍身散发，腿胫上尤多。乃感受疫疠之气，郁于皮肤而成，有类于现代医学之紫癜。甚则邪毒攻胃，牙龈糜烂出血，口气臭秽，有类牙疳，而青紫斑点之色反消淡，久则令人瘦羸。初起宜羚羊角散（方358），久虚者宜胃脾汤（方359）、黑归脾汤（方360），并以米泔水漱口，以非疳散（方361）日擦牙龈四、五次。

（13）白㾦　湿温病过程中，往往发白㾦。其症状是皮肤上发出细白水泡，晶莹饱满者为晶㾦，乃湿热之邪郁于肌表，不能透泄，故随汗液透出。当其将发之先，多有胸闷心烦，泛泛欲呕，舌苔黄腻等症状出现，迨白㾦发出后，这些症状便随之减轻，所以白㾦是病邪的出路。白㾦一般多见于颈、胸，渐及腹、背，也有发至四肢的。先少后多，有酸腐之气，为其特征。大抵一日发一次或两次，三、四日后逐渐减少，身热亦渐降低，七日后可发尽，逐渐脱皮。甚者亦能经至半月以上。也有少数患者，由于气阴两虚，而发枯㾦，㾦色干枯不亮，形如虱壳，预后不良。白㾦为气分病，如热盛累及营分者，则常与红疹同时出现，病情亦较重。治白㾦宜清化宣透，如氤氲汤（方362），气阴两虚者，加西洋参、鲜石斛、北沙参之类；并发红疹者，加丹皮、赤芍、红花、紫草之类。善后方，宜薏苡竹叶散（方363）。

（14）湿疹　全身发小疹，色不红，发痒，搔之有水，不发寒热，此愈彼发，缠绵难愈，多发于夏、秋间，乃风湿郁于皮肤而成。宜消风散（方315）或升麻消毒饮（方317）合二妙散（方364），加苦参、蛇床子、白蒺藜、白鲜皮之类，也可用白蒺藜汤（方365）。

（15）痈疽　外科疮病之大者为痈疽。痈属阳，为腑病，其症红肿疼痛，皮薄而泽，易化脓，易收口，脓多稠黏，初起多发寒热，唇舌红赤，溲赤便秘，脉数有力，宜荆防败毒散（方9）、仙方活命饮（方11）、银花甘草汤（方366）、内疏黄连汤（方367）、神授卫生汤（方368）之类随证选用，仙方活命饮（方11）最佳；脓已成者，宜补托排脓，托里消毒散（方93）、内托黄芪汤（方369）、代刀散（方370）之类；已溃者，宜大补气血，如八珍汤（方81）、十全大补汤（方45）、人参养荣汤（方53）等酌加解毒之品。疽属阴，为脏病。其症多漫肿平塌，皮色不变，外软内坚，根深蒂固，毒多难出，不易成脓，脓多清稀，溃后极难收口。初起少有寒热，唇舌淡白，二便不调，脉多沉弱。宜阳和汤（方262）、小金丹（方113）、醒消丸（方371）、牛黄醒消丸（方372）、黄芪炖鸡（方373），外贴阳和膏（方374）。以上系治疗痈疽之大法，由于痈疽发生部位和形状不同，名目尽多，各有专治，宜参阅外科专书。

（16）流注　流注是多发性脓肿，可发于全身。其发也，或一或三，或五或七，皆为奇数，此处未溃，彼处又发，故俗称九连毒。生于四肢关节或胸、背、臀部等处者，为阳证、实证，乃因风寒客热，暑湿交蒸，内不得入于脏腑，外不能越于皮毛，郁于营卫之间，阻于肌肉之内，而发此证。初起憎寒壮热，遍身骨节疼痛，肿处渐大，宜发汗透解，亦可消散。如身热无汗，自能成脓，其色虽白，不可认为阴证。亦有根盘白而顶微红者，内已成脓，当开泄之以祛其邪，宜从仙方活命饮（方11）、银翘败毒散（方375）、木香流气饮（方334）中选方。若体虚元气不足，或因郁结伤脾，暴怒伤肝，或湿气逆于肉腠，或寒邪侵入经络，或湿痰阻于经隧，或瘀血流入关节，或病后余邪未尽，皆由元气不足，邪气壅滞为患。而发流注者，证见恶寒发热，饮食减少，脉细弱无力，则为阴证、虚证，必须培其脾胃，祛其寒湿，调其营卫，忌用寒凉攻伐之剂，以免虚虚之祸！宜五积散（方376）加附子，阳和汤（方262）合二陈汤（方42），并继服小金丹（方113）。将溃时，宜托里透脓汤（方96）；已溃者，宜人参养荣汤（方53）、十全大补汤（方45）；溃后脓水清稀，精神怯弱，将成漏证者，宜先天大造丸（方377）。民间单方：用摇头竹根或摇头竹鲜者二、三两，以酒水浓煎，加红糖适量服之，并以其渣敷患处，疗效甚佳。

11　肩背部　肩背部的症状，多为各种疾病的兼证，故本书所述的，多为肩背部的一些外科疾病。

（1）肩痛　肩痛偏后者，痛必连背，乃足太阳经风湿，宜羌活胜湿汤（方5）；偏前者，痛必连臂，乃肺经风热，宜羌活散（方378）。

（2）肩风毒　生于肩梢臑上骨突处，乃风邪深入骨髓，与湿毒稽留化热所致。初起赤肿，小者如桃，大者如杏，痛连肩臑，兼见挛急，宜蠲痛无忧散（方379）；将成脓者，宜托里透脓汤（方96）。

（3）肩后疽　一名上搭手。生于足太阳膀胱经肺俞穴，在两肩骨之动处。

初起红肿疼痛，身发寒热，由于肺热气郁而成。宜神授卫生汤（方368），继服逍遥散（方380），兼用六郁汤（方381）。

（4）中搭手　生于脊骨两旁膀胱经膏肓穴，乃七情不和，怒火郁结而成。若气热而实，便燥大渴者，宜内疏黄连汤（方367）；如气寒而实，便燥不渴者，宜一粒金丹（方382）；若气虚疮不能起者，宜内托黄芪散（方383）。

（5）背痛　痛连项后，肩部板滞，肩胛不舒而恶寒者，为足太阳经感受风寒，宜姜黄散（方384）；看书久坐，即感背脊疼痛者，为虚，宜补中益气汤（方12）加羌活、防风；肥人背痛，捶之觉快者，为痰，宜六君子汤（方221）；瘦人背痛，多属气虚血少，宜圣愈汤（方385）；病后、产后及体弱之人，久坐即觉背痛不支，甚则起坐即觉背痛者，为血痹，宜黄芪桂枝五物汤（方386）。凡治背痛，须加羌活、防风引经。

（6）龟背　小儿骨骼未坚，强令独坐，背受风寒，入于脊骨，以致背部弯曲，高起如龟，名为龟背，宜松蕊丹（方387）。百日内生者，难治。

（7）背痈　亦名发背，虽有上、中、下三种，但俱属督脉部位，由火毒凝结而成。上发背发于天柱骨下，其伤在肺，一名肺后发；中发背发于背心，其伤在肝，一名对心发；下发背发于腰中，其伤在肾，一名对脐发。初起如粟米，焮痛麻痒，周身拘急，身发寒热，或一头，或二头，数日后，大如手掌，或大如碗口，宜用艾隔姜灸之。灸之不应，则于患处顶着肉灸之，灸至觉痛为效。灸后用针刺破顶头一孔，并用药筒拔出脓血，以泄其毒。初起有表证者，宜荆防败毒散（方9）；表里证兼有者，宜神授卫生汤（方368）。红肿高突者，属阳，宜急消汤（方388）、银花解毒汤（方389）；漫肿塌陷者，属阴，宜变阳汤（方390）。其余照痈疽法治。

12　腰骶部　腰为肾之府，位居人体中位，诸经脉皆贯于肾而络于腰脊，故腰部之病，有发于肾者，亦有发于诸经者。大抵内因以肾虚为主，外因多属寒湿与扭伤，骶部属督脉，其病与督脉有关。

（1）腰酸　此症多属肾虚，治宜补肾为主，宜六味地黄丸（方75）、桂附八味丸（方76）、青娥丸（方391）、都气丸（方392）、左归饮（方77）、右归饮（方78）之类随宜选用，并可酌加续断、杜仲、菟丝子、补骨脂、潼蒺藜、胡桃肉、龟板、鹿角之类。

（2）**腰痛** 腰痛较腰酸为重，腰酸不愈，久必成腰痛，故腰痛亦多为肾虚之候。如痛不尽剧，时作时止，遇劳则发，腰背酸软，足膝无力，坐卧后稍减，脉细数或虚数者，皆属肾虚之证。如肾阴虚者，脉必细数，舌红少苔，宜六味地黄丸（方75）、右归饮（方78）、杜仲丸（方393）之类；肾阳虚者，脉必虚数，唇舌淡白，面色㿠白，宜桂附八味丸（方76）、左归饮（方77）、煨肾丸（方394）之类；若阴阳两虚者，宜无比山药丸（方395）。余如补肾丹（方396）、羊肾丸（方397）、青娥丸（方391）等均可选用。有由风寒侵袭经络，以致腰痛者，痛时必伴有腰背拘急，转侧不便，腰部觉冷，脉沉紧，宜姜附汤（方398）加杜仲、肉桂。如因强力举重，或仓促急走，以致闪挫腰椎而痛者，俯仰转侧痛必加剧，宜乳香趁痛散（方399）、调荣活络汤（方400），或舒筋散（方401）加桃仁、红花、乳香、没药、地鳖虫之类。如伤久不愈，历治少效者，宜加减曲直汤（方402）。

（3）**肾着** 此系寒温肾腰之证。《金匮要略》说："肾着之病，其人身体重，腰中冷，如坐水中，形如水状，反不渴，小便自利，饮食如故，病属下焦，衣里冷湿，久久得之，腰以下冷痛，腹重如带五千钱，甘姜苓术汤（方403）主之。"甘姜苓术汤后世名为肾着汤。

（4）**下搭手** 生于腰窝旁、足太阳膀胱经肾俞穴位置的痈疽。乃肾水虚极，不能制火，以致营卫不和，逆于肉理而成。初起红肿焮热，寒热往来，口渴烦躁，骨节疼痛，宜仙方活命饮（方11），继用内托黄芪散（方383）。

（5）**中石疽** 生于腰胯之间，时觉木痛，坚硬如石，皮色不变，难消难溃。初起宜没药丸（方404），外用艾当顶灸之，并捣鲜商陆贴之。

（6）**肾俞发** 生于肾俞穴或腰俞穴之疮。单发者，由于酒色湿热而成；双发者，由于房劳欲火而发。疮形红肿高起者顺，紫黑者逆，宜千金内消散（方405）、仙传化毒汤（方406）、连翘败毒散（方407）之类。有虚象者，宜人参养荣汤（方53）、加减八味丸（方408）。

（7）**缠腰火丹** 俗名腰带，亦名蛇串疮。生于腰际，累累如珠，有干、湿两种。干者色红赤，形如云片，发痒发热，属心、肝二经风火，宜龙胆泻肝汤（方

59）；湿者色黄白，水泡大小不等，破烂流水，并有疼痛，属脾、肺两经湿热，宜除湿胃苓汤（方 409）。此证不速治，蔓延遍腰，毒气入脏，令人膨胀呕闷者，难治。民间单方：用丝瓜叶绞汁涂之，甚效。

（8）尾骶骨痛　此症多由肾虚所致，甚或二便不通，宜桂附八味丸（方 76）。不愈，加服左归丸（方 410）、右归丸（方 411）之类。

（9）尾闾发　为生于督脉经尾闾骨处的痈疽，属督脉经，痛甚难忍，极难化脓。如因奔走劳伤或久坐气血凝滞而成者，易治；若由酒色过度，督脉亏损者，难治。宜神授卫生汤（方 368），六味地黄汤（方 197）加银花、炮甲、乳香、没药之类。

13　腹部　腹部属阴，肝、脾、胆、胃、肾、大肠、小肠、膀胱，以及妇人子宫等脏腑均在腹中，故其病症，亦较复杂，当视其发病部位和临床症状辨别治疗。

（1）胃脘痛　亦叫胃痛，俗称心头痛。临床上较为多见，原因甚多，当分别论之。

1）胃寒痛　胃脘疼痛，往往因食生冷或冷气侵袭而突然发作，呕吐清水或涎沫，亦有呕吐食物者，手足不温，素较怕冷，喜饮热汤，得温暖则痛稍减，大便或结或溏，舌苔白滑或白厚，脉沉弦或沉迟，宜厚朴温中汤（方 412）、良附丸（方 413）；如痰湿盛者，宜胃苓汤（方 414）或平陈汤（方 415）加白叩、砂仁、干姜、肉桂之类。

2）胃虚寒痛　其痛绵绵，不时发作，常吐清水或酸水，唇舌灰白，面色不华，喜温喜按，胃纳不振，四肢困倦，食后胀闷，小便清长，大便或结或溏，脉沉迟细弱，宜香砂六君子汤（方 416）加丁香、肉桂，甚者理中汤（方 224）或附子理中汤（方 29）加丁香、肉桂。

3）脾虚寒痛　痛多发于空腹，得食或温按则减，畏冷喜暖，舌质淡，舌苔薄白，时轻时重，缠绵不已。甚则呕血或大便下黑血，脉沉细无力，或虚而带弦，并多伴有背痛者。乃中气不足，脾虚而寒之证，宜黄芪建中汤（方 28）加木香、砂仁，出血者，以炮姜易生姜，再加阿胶、地榆炭、白及、乌贼骨之类，或用黑归脾汤（方 360）加减。

4）胃热痛　痛不喜按，口渴，喜冷，舌质红，苔黄腻，嗳气吞酸，溲赤便秘，脉数大，宜清中汤（方417）合金铃子散（方418）。如胃热过盛，迫血妄行而吐血者，宜大黄黄连泻心汤（方419）加减。

5）胃火痛　胃痛时作，时吐酸水，消谷善饥，但又不能多食，大便秘结或如常，脉无定象，服健脾理气疏肝诸药不效者，宜白虎加人参汤（方26），以怀山药代粳米，天花粉代知母，加葛根、石斛、木香、佛手之类。

6）胃阴虚痛　病久伤阴，或素禀阴虚而患胃痛者，证见舌红少苔，脉细数，宜一贯煎（方420）、《金匮》麦门冬汤（方421）加减。凡患此证，切忌香燥之药。

7）胃气痛　胃脘胀痛攻冲，胸闷痞塞，腹中饱胀，得嗳气或矢气则稍舒，乃消化不良，胃失和降所致。宜香砂枳术丸（方422）、沉香降气散（方423）。

8）肝胃气痛　胃脘疼痛，嗳气吞酸，胁满胀痛，郁闷不舒，脉多带弦。患此者，多有所欲不遂、精神刺激病史，乃肝木犯胃之证，故名肝胃气痛，宜柴胡疏肝散（方424）、调气散（方425）、疏肝理气汤（方426）随症选用。久而不愈，往往化火，更有口干、口苦、烦躁善怒、心中嘈杂、脉弦而数等症，宜化肝煎（方427）、左金丸（方222）之类。

9）瘀血痛　痛有定处，如针刺虫咬，或有积块，或大便黑，脉多涩滞，宜手拈散（方428）、桃仁承气汤（方46）、失笑散（方429）之类加减。

以上各种胃痛，如痛连胸部的，均宜加栝楼仁、薤白。

（2）胃痈　胃脘之痈。初起胃脘隐痛，继之寒热如疟，或见肌肤甲错，脉洪而数者，为痈已成；久则破溃，呕吐大量脓血。初起宜芍药汤（方430），痈已成者宜托里散（方431），已溃者宜排脓汤（方432）。

（3）心痈　生巨阙穴之痈。初起隐隐作痛，微肿，寒热身痛，面红耳赤，口渴喜饮，乃心火炽盛，或嗜酒喜食热物而成。宜凉血饮（方433），继服十奇散（方434）；如因酒毒者，宜升麻葛根汤（方435）。

（4）井疽　生于心窝任脉经中庭穴。初起如豆，肿痛渐增，心躁如焚，皮肤灼热，唇焦口渴，汗出喜冷，乃心经火热而成。宜内疏黄连汤（方367）；若发热无汗，烦闷而呕者，宜夺命丹（方436）。

（5）胆痛　痛在上腹近右胁处，与胃痛极易相混，但多剧痛难忍，或痛时兼有呕吐或寒热如疟者。其原因有三，第一，为虫痛，乃蛔虫钻入胆管所致，现代医学名为胆道蛔虫证，其症状为上腹近右胁处突然发生阵发性剧烈疼痛，并有钻顶痛，甚则呻吟不已，满床打滚，多伴有呕吐或吐蛔，在痛止时则无异常人。痛的部位，以心窝部为最多，常偏于剑突下右侧，或右季胁下，疼痛常向腰部或肩背放射，剑突下或脐上方有压痛，宜乌梅丸（方437）、当归芦荟丸（方60）作汤，加川楝子、乌梅、川椒、使君子等，重者可用安蛔定痛汤（方438）。第二，为胆胀痛，现代医学名为胆囊炎。疼痛也剧烈，痛的部位和胆道蛔虫证相同，也有呕吐、口苦，但无钻顶痛，而痛无休止，身发寒热（慢性胆囊炎也有无寒热而痛较轻的），甚则眼睛发黄。初次发作的，为急性胆囊炎，不时发作的，为慢性胆囊炎。中医学虽无此病名，但有《灵枢·胀论》"胆胀者，胁下胀痛，口中苦"，及《经脉篇》"胆，是少阳之脉，是动则口苦，善太息，心胁痛，不能转侧"之记载。可见古人对胆胀痛已有所认识，宜小柴胡汤（方13）、四逆散（方439）、大柴胡汤（方80）之类加郁金、茵陈、胆星、青皮、金钱草之类。第三，为胆内有结石，现代医学名为胆石症，其症状与胆囊炎无异，非经胆囊造影，二者很难区别，患此者，宜胆道排石汤（方440），或单服元明粉六、七分，日服两次。

（6）脐腹痛　痛在脐周围者，其症有三，第一，为寒痛，病多卒然发作，多伴有肠鸣下利，纳呆苔腻等症。乃腹部受寒，或伤生冷所致，宜排气饮（方441）、天台乌药散（方442）去巴豆；久痛不已，痛不甚剧者，多属脾肾虚寒，宜理中汤（方224）、附子理中汤（方29）。第二，为虫病。脐腹痛以虫积为多，其痛亦较剧烈，时痛时止，止后饮食如常，不时发作，面色萎黄，形体消瘦，唇舌有虫点，或眼白有蓝斑，宜化虫丸（方443）、乌梅丸（方437）之类。单方：如使君子肉（炒熟吃，以一岁一粒为标准酌加二、三粒，成人每次四钱）、苦楝根皮（如一次用三小两以上，有中毒危险，故用量须掌握）、薏苡根等，效果均较好。第三，为肠套叠或肠扭转。疼痛急剧，拒按，亦多突然发作，饮食不下，食则呕吐，大便不通亦有大便带血者（前者），腹渐胀满，痛苦殊甚，初起宜大承气汤（方19）下之，或用豆油四两顿服，间有获效者。如不效，宜速送医院手术治疗。更有腹硬如板而疼痛的腹膜炎症，亦宜手术治疗。

（7）肠痈　脐下偏右回盲部疼痛有压痛与回松痛，卧常踡足，身发寒热，呕恶，大便欲解不利，小便如淋，为肠痈，现代医学名为阑尾炎，也叫盲肠炎，宜大黄牡丹皮汤（方444）；脓已成者，宜薏苡附子败酱散（方445）；单方以红藤二、三两煎服，甚效。肠痈验方（方446）加红藤一两，效果也好。慢性者，可用活血散瘀汤（方447）、肠痈验方（方446）、单方红藤等，也可用救肠败毒至圣丹（方448）。

（8）少腹痛　生于气海、丹田、关元三穴，或生一处，或生三处。如红肿，疼痛牵背，溃后脓稠者，易治；如漫肿坚硬，糜烂脓稀者，难治。初起宜艾灸顶上三壮至七壮，内服仙方活命饮（方11）；大便秘结者，宜内疏黄连汤（方367）；虚者，宜内补十全散（方449）、辟寒救腹丹（方450）。

（9）寒疝　腹痛绕脐，痛而拒按，按之高低不平。《金匮要略》说："腹中寒，上冲皮起，出现有头足，上下痛而不可触近，大建中汤（方451）主之。"即为论述寒疝之症状与治法。

（10）下焦蓄血痛　脐下疼痛，拘急硬满，小便自利，或发狂者，为下焦蓄血证，宜桃仁承气汤（方46）。

（11）其他腹痛　如伤寒、温病，邪入中焦而成阳明腑实证，宜随症轻重而选用调胃承气汤（方17）、大承气汤（方19）之类。伤食腹痛者，多伴腹中胀闷，嗳腐吞酸，大便不调等症，宜保和丸（方51）、楂曲平胃散（方452）。干霍乱腹痛，必见欲吐不吐，欲泻不泻，腹中绞痛，烦躁闷乱，甚则面青肢冷，头汗出，脉沉伏等症，宜刺十宣、曲泽、委中等穴出血，并以炒盐泡汤探吐，继服厚朴汤（方453）。

（12）症瘕积聚　腹中按之有硬块，都属症瘕积聚一类，多由气、血、痰、食结聚而成。按之不移者，为症，为积；聚散无常者，为瘕，为聚。症为血病，瘕为气病，症属脏，瘕属腑，积与聚均为气病，积为五脏所成，聚为六腑所成。但此等症，在临床上很难绝对划分，有先能移动后固定不移的，也有积块坚固，经治疗后而能移动的。总之，都由脾胃虚弱、气血两亏所致，治宜调其脾胃，补其气血，气血盛则积块自消。大抵初起时，正气尚强，宜用攻法，如五积散（方376）、攻积丸（方454）；气聚者，宜木香顺气散（方455）、沉香降气散（方

423）；血积者，宜血症丸（方456）、治血块丸（方457）、化症回生丹（方458）之类。中期正气渐衰，邪气渐深，宜且攻且补，后期则正气大虚，病根益固，宜补正为主，酌加攻积之品。补正如补中益气汤（方12）、健脾资生丸（方459）、十全大补汤（方45）之类。外治可用消痞狗皮膏（方460）、阿魏膏（方461）、三圣膏（方462）之类。

（13）疝癖　脐左、右各有一条扛起疼痛，大者如臂，小者如指，状如弓弦，牵引胁下，遇冷则痛加剧，乃肝气郁结而成。宜化积散（方463）和木香顺气散（方455）加小茴香、延胡索之类。

（14）疳积　乃小儿病，有五疳之分。

1）脾疳　如腹大坚硬，面黄肌瘦，头大颈细，腹痛下蛔，口干烦渴，乳食衰减，嗜食异物（如泥土、木炭），潮热困倦，大便黏泻，溲如米泔，名为脾疳，一名肥疳，亦名食疳，宜消疳理脾汤（方464）；兼积热腹泻的，宜清热和中汤（方465）；肿胀的，宜御苑匀气散（方466）。

2）肝疳　如症见毛竖发耸，多眵流泪，摇头揉目，形瘦腹大，青筋暴露，粪下青色，名为肝疳，亦名筋疳，宜芦荟肥儿丸（方467）。

3）心疳　若症见唇红颊赤，口舌生疮，惊悸不宁，咬牙弄舌，睡喜伏卧，名为心疳，又名惊疳，宜泻心导赤散（方468）。

4）肺疳　如肌肤、毛发干燥，面色㿠白，咳嗽气急，鼻孔生疮，名为肺疳，一名气疳，亦名疳匿，宜生地清肺饮（方469）。

5）肾疳　若齿龈出血，口气臭秽，腹痛泄泻，时而啼哭，足冷如冰，名为肾疳，亦名急疳，宜金蟾丸（方470）。

（15）冲疽　生于脐上任脉下脘穴。色赤高肿，乃心火炽盛，流入肾经而成，宜疮科流气饮（方471）、仙方活命饮（方11）。

（16）脐痈　一名脐上疽，生于脐中神阙穴。肿大如瓜，高突如铃，不红不热，乃心经火热流入大、小肠而成。宜先隔蒜灸之，内服仙方活命饮（方11）加升麻；便结者，用内疏黄连汤（方367）。

（17）奔豚　气从少腹而起，上乘于心，或上冲至咽喉，如豚奔突之状，故名奔豚，亦名奔豚气。由肾气虚弱，脾湿乘之；或因误汗或加烧针所致。偏寒者，宜桂枝加桂汤（方472）；偏热者，宜奔豚汤（方473）；有症瘕者，宜奔豚丸（方474）。沉香一味，治此证效果甚好。

14 前阴部 男女生理各有特点，故前阴病亦不一致，分述于下。

（1）阳痿 也叫阴痿，乃阴茎不举，或虽能举而不坚者。多由嗜欲不节，命门火衰，精气虚寒所致。亦有因思虑过度，心脾受损而成。如肾气虚寒者，必兼腰脚酸软，耳鸣目暗，尺脉细弱等症；心脾受损者，多伴心悸不寐，四肢困倦，脉虚无力等症，宜十补丸（方475）、斑龙丸（方476）、赞化血余丹（方477）、补肾壮阳丹（方478）、归脾丸（方479）之类。

（2）阴茎易举 健康人阴茎易举者，多为相火旺盛，宜龙胆泻肝汤（方59）；阴虚人阴茎易举者，为虚火妄动，宜知柏地黄丸（方247）、大补阴丸（方480）。

（3）阴纵 阴长不收为阴纵，乃肝经湿热所致，宜小柴胡汤（方13）加黄连、黄柏。

（4）疝气 睾丸连小腹急痛，或有形，或无形，或有声，或无声，其种类甚多，临床则以疝气为多见，欲称小肠气。多由肝气失于疏泄，或远行久立，气坠于下而成，宜济生橘核丸（方481）、三层茴香丸（方482）、疝气验方（方483）之类。一个治疝秘方（方484）亦可用。体虚者，宜补中益气汤（方12）加木香、小茴香、橘核，并重加枳壳。

（5）肾囊风 亦名绣球风。阴囊发痒，搔之有皮屑，流脂水，灼热疼痛，多因血燥兼挟肝经湿热而成。宜龙胆泻肝汤（方59）、三妙丸（方485），外用蛇床子汤（方486）煎洗，并敷狼毒膏（方487）。如阴囊湿汗作痒，或生疮脱皮，并能传至手足生疮者，为风湿毒气下注而成，宜活血祛风汤（方488）。单方：用天萝子一两，酒水煎服，亦有效。

（6）妇人阴痒 多由肝脾气虚，湿热下注，久郁生虫所致。患此者，往往白带滋多，痛苦难言，宜龙胆泻肝汤（方59）、加味逍遥散（方175）加黄柏、苍术、苦参之类。外用蛇床子、枯矾、川椒、地夫子、艾叶、苦参、杏仁等煎洗。

（7）阴疮 妇人阴中生疮湿烂者，乃七情郁火伤损肝脾，或湿热下注而成，宜默治汤（方489）。外用吴萸、苦参、蛇床子各一两，煎洗。

（8）阴吹　《金匮要略》说："胃气下泄，阴吹而正喧，此谷气之实也，猪膏发煎（方490）导之。"此证多由谷气既不能上升清道，又不能下走后阴，阴阳乖戾所致，其矢气从前阴出，宜补中益气汤（方12）加五味子。

（9）交肠　大便从阴门出者，为交肠。或因大怒，或因醉饱，以致脏气乖乱，不循常轨而成，宜补脬散（方491）、五苓散（方324）加木香、黄芪、天花粉。如在早期，用大剂补中益气汤（方12）加天花粉、乳香、没药，亦有较好的疗效。

（10）子宫下垂　多由产后失养，或月经期中劳作过度所致，宜补中益气汤（方12）加菟丝子、何首乌。或用原个枳壳四两，先用水浸一宿，浓煎顿服。

15　后阴部　后阴即肛门，故肛门附近诸证，均附于此。

（1）脱肛　大肠脱出肛门之外不收者，为脱肛，多由气虚所致。故凡久泻、久痢，以及老人气血亏虚，小儿气血未壮，妇人生产用力太过者，每多患此。宜补中益气汤（方12）、升陷汤（方492）、人参固本丸（方493）；或用参术芎归汤（方494）、诃子人参汤（方495）加提升之品。

（2）肛痒　肛痒多为蛲虫病。凡有蛲虫者，夜中更痒，并常有小虫爬出肛外，宜用使君子肉炒吃，并用大黄煎汤送下；或用六君子汤（方221）加胡黄连、使君子、乌梅。外用百部二、三两浓煎作保留灌肠。

（3）痔疮　肛内外有突出物如峙者，名为痔疮。生于肛门之外者，为外痔；生于肛门之内者，为内痔；内外俱生者，为内、外痔。初起甚小，色红或青紫，先痒后痛，逐渐增大，常因便急时擦破出血，便时内痔亦可脱出肛外，便后自能收入，久则不大便亦能脱出，甚则不能复位，形状亦大、小、长、圆不一。如肛门因痔疮塞住不能收缩，即可导致肿疡溃烂，而成漏管。多由食辛热厚味，久坐久立，远行负重，经常便秘；或妇人产后用力过甚，血逆肛门，更加感受风燥湿热之邪凝结而成。宜猪甲散（方496）、痔疮丸（方497）、凉血地黄汤（方498）、止痛如神汤（方499）之类。脱出不收者，宜补中益气汤（方12）加枳壳一、二两；外用番木鳖醋磨敷之。如欲根治，宜枯痔疗法或结扎疗法。有漏管者，宜追管丸（方500）、退管丸（方501）。

（4）狐惑　《金匮要略》说：狐惑之为病，状如伤寒，默默欲眠，目不得闭，卧起不安，蚀于喉为惑，蚀于阴为狐，不欲饮食，恶闻食臭。其面目乍赤、乍白、乍黑，蚀于上部则声哑，甘草泻心汤（方502）主之；蚀于下部则咽干，苦参汤（方503）洗之；蚀于肛者，雄黄熏之。此为仲景所言，应遵循。

（5）肛门疮疡　肛门一侧或周围红肿疼痛，形如桃李，身发寒热，便秘溲赤，甚则肛门重坠紧闭，矢气不通，刺痛难忍，脉滑数，一般在三、四日后溃破出脓。如肛门周围都有脓者，其病最重，为脏毒；或前或后成脓者，则较轻，为偷粪鼠；如两边出脓者，其病较复杂，为肛门痈，多因嗜食厚味，湿热下注而成，宜三妙丸（方485）合凉血地黄汤（方498）。便秘者，加大黄、芒硝；小便短赤者，加车前、木通；将成脓者，加炮甲、皂刺；体弱者，宜滋阴除湿汤（方504），外敷宜金黄散（方505）。

（6）上马痈、下马痈　生于左臀下褶纹中之外痈，名上马痈。初起如粟，黄脓小疱，继则高肿焮痛，寒热往来，由膀胱经湿热与七情所伤凝结而成。红亮者轻，平塌黑陷者重，宜先服荆防败毒散（方9），继服内托羌活汤（方506）；脓将成者，宜托里透脓汤（方96）。若生于右臀下褶纹部位之痈肿，为下马痈，治同。

（7）骑马痈　生于会阴部位的痈，由肝经湿火结滞而成。初起宜七味圣神汤（方507），继用黄芪三钱、人参二钱，川芎、当归各一钱，白芷、防风、肉桂各五分，水煎服，服至溃脓收口为止。

（8）臀痈　生于臀肉厚处之痈，为臀痈，乃膀胱经湿热凝结而成。此证红肿溃敛均极慢，初起宜仙方活命饮（方11），或用五爪龙连根捣汁和酒服，以渣敷患处；或用银花甘草汤（方366）。

（9）环跳疽（附此）　生于跨骨节间环跳穴。漫肿隐痛，腰难屈伸，乃风湿寒邪凝结而成。宜黄狗下颔散（方508），并刺委中穴出血。

16　四肢部　上、下肢俱手足六经所循行，又脾主四肢，五脏受邪，亦可流入四肢，故四肢病变，多与脏腑经络有关。兹择其较著者，分述于下。

（1）痹　四肢肌肉酸痛者为痹证。《素问·痹论》说："风、寒、湿三气杂至，合而为痹也。其风气胜者，为行痹；寒气胜者，为痛痹；湿气胜者，为着痹也。"故治行痹，宜以祛风药为主，治寒湿之药佐之；治痛痹，宜以祛寒之药为主，治风湿之药佐之；治着痹，宜以祛湿之药为主，治风寒之药佐之。一般治行痹宜防风汤（方138）、越婢加术汤（方509）；治痛痹宜败毒散（方510）加羌活，兼肿者宜五积散（方376），痛不已者宜乌头汤（方511）加羌活、肉桂；治着痹宜羌活汤（方512）、除湿汤（方513）或二陈汤（方42）加苍术、白术、羌活、独活、桂枝之类。通治方，如三痹汤（方514）、五痹汤（方515）、蠲痹汤（方516）、独活寄生汤（方517）、小活络丹（方518）、大活络丹（方519）之类。如四肢关节走注疼痛者，名历节风，以其痛较剧烈，有如虎咬，故又名白虎历节，实属行痹一类。唯此证关节或出现红肿，或发寒热，或痛而手指弯曲不能屈伸，审其偏寒偏热，偏寒者宜乌头汤（方511），偏热者宜桂枝芍药知母汤（方520）。此方通过临床实验，用治各种痹证，疗效均较好。又治痹证，必须兼用和营活血药，古人所谓"治风先治血，血行风自灭"，实属经验之谈。

（2）痿证　四肢疲软不收，或仅下肢痿弱不用，大多无疼痛或麻木感觉，名为痿证。其原因为肺热伤津，或心脾不足，或肝虚阴虚，不能营养经脉所致。《素问·痿论》说："论言治痿者，独取阳明，何也？阳明者，五脏六腑之海，主润宗筋，宗筋主束骨而利机关也。冲脉者，经脉之海也，主渗灌溪谷，与阳明合于宗筋，阴阳揔宗筋之会，会于气街，而阳明为之长，皆属于带脉，而络于督脉。故阳明虚则宗筋纵，带脉不引，故足痿不用也。"故治痿证，独取于阳明，宜先除阳明之热，继清肺热以养阴。初起有热者，宜葛根黄芩黄连汤（方15）；肺热者，宜麦门冬汤（方421）合益胃汤（方521）；心脾虚者，宜五痿汤（方522）；肝肾虚者，宜虎潜丸（方523）；湿热盛者，宜加味二妙丸（方524）。余如加味四斤丸（方525）、五兽三匮丸（方526）、羊肾酒（方527）等，均可选用。

（3）偏枯　上、下肢或左或右半边不用者，为偏枯，或称半身不遂，多属中风后遗症。但也有初觉手足麻木，以致逐渐形成的，亦有先见半身出汗，而后发生偏枯的，如《素问·生气通天论》所说："汗出偏沮，使人偏枯。"多由气血偏虚，风邪留着脏腑，入俞穴而偏于一侧，阻隔脉道，以致手足枯瘦，骨节疼痛，举动不灵，治宜补血祛风，通筋活络，如黄芪赤风汤（方528）、补阳还五汤（方529）、大秦艽汤（方89）、大活络丹（方519）、回天再造丸（方530）、人参再造丸（方531）之类，均可选用。古人认为右边偏枯为气虚，宜千金附子散（方532）、祛风除湿汤（方533）；左边偏枯为血虚，宜加减润燥汤（方534）、四物汤（方 90）加活血祛风之品；气血两虚者，宜参归三圣散（方 535）。余如匀气散（方 536）、虎骨散（方 537）、舒筋保安散（方 538）、黄芪酒（方 539）等亦可酌用。

（4）**四肢麻木**　四肢麻木，不知痛痒，多属气虚风痰入络，宜蠲痹汤（方 516）、神效黄芪汤（方 540）。

（5）**臂痈**　生于臂上，初起如粟，继则红肿焮痛，憎恶壮热，多由营卫不调，外受风邪，逆于肉理而成，宜荆防败毒散（方 9）；脓将成者，宜托里透脓汤（方 96）；若不红不热，但觉麻木者，为臂疽，宜十全大补汤（方 45）。

（6）**臂痛**　臂痛的原因很多，当分别治之。如坐卧为风湿所伤，或睡时手伸被外为寒气所袭者，宜五积散（方 376）；若因举重伤筋所致者，宜琥珀散（方 541），虚者宜劫劳散（方 542）、十全大补汤（方 45）；如臂膊筋缓，臂痛不能上举者，宜玉屏风散（方 40）加当归、片姜黄、桑枝；若臂忽发热而痛极者，为风热所患，宜秦艽地黄汤（方 543）多加桑枝；如臂痛日久不愈，乃血虚不能养筋所致，并有客邪留着也，宜当归酒（方 544）、羊胫骨酒（方 545）。

（7）**红丝疔**　多发于手足或骨节间，初起形如小疮，渐见红丝，走窜最速。轻者红丝较细，无其他症状；重者红丝较粗，伴有寒热。如生于手者红丝至心，生于足者红丝至脐，生于头面者红丝至喉，皆属不治。宜急将红丝之头刺破，再逐寸挑近疔根，并将疮头白泡挑破，挤尽恶血，先于疔头用艾火烧之，其丝即散，不散再烧，外用烟筒中烟膏敷之，内服蟾酥丸（方 100）、五味消毒饮（方 99）、黄金丸（方 546）。若初起恶心呕吐者，宜急服拔疔毒丸（方 547），迟则不救。

（8）**手指麻木**　手指麻木，乃中风之先兆，多由无名指起，继则传之中指及其他三指。亦有食指先麻者，宜先服桑枝膏丸（方 548），并间服十全大补丸（方 549）以预防之。

（9）**爪甲下无血色**　凡失血证，视其爪甲下如无血色者，乃失血过多之严重症状，在男子多不救，在女子多危险。

（10）**鸡爪风**　手指挛急不能伸直，手腕以上活动如常，俗名鸡爪风，乃血虚不能营养经脉，外受风寒所致。宜加味姜黄散（方 550）、当归四逆汤（方

551）。

（11）**手背发**　亦名手发背。生于手背，初起形如芒刺，渐觉疼痛，红肿焮热，速溃者为痈；漫肿坚硬，皮色不变，溃迟者为疽，多由风火与湿热凝结而成。初起宜羌活散（方378），次用内疏黄连汤（方367）。外用紫桐散（方552）敷之。

（12）**大腿痈**　大腿内侧或外侧忽有一块肿起，平陷坚硬，皮色不变，亦不疼痛，名大腿痈。乃正气虚弱，血失所养而成，宜内补黄芪汤（方553）。若焮热肿痛者，为肝脾风热凝结所致，宜内托芪柴汤（方554）、黄芪柴胡汤（方555）。

（13）**附骨疽**　发于大腿外侧的，为附骨疽，属足三阳经；发于大腿内侧的，为咬骨疽，属足三阴经。初起寒热往来，继则筋骨疼痛，不红不肿，但重压之有固定痛点，甚则痛如锥刺，筋骨不能屈伸；发于外侧的，或有漫肿出现。初起宜万灵丹（方556），重者宜五积散（方376）加牛膝、红花，继服阳和汤（方262）。此证多由体虚露卧，浴后乘凉，寒湿侵袭，或房后盖被单薄，寒气乘虚侵入而成。故初起治宜发汗散寒，通行经脉。

（14）**鹤膝风**　初起一膝或两膝肿痛，不红不热，继则足胫逐渐消瘦，形如鹤膝，故名鹤膝风，多由三阴亏损，风湿乘虚侵入而成。初起寒热往来交作者，宜大防风汤（方557）、十全大补汤（方45）加牛膝、羌活、独活，并灸膝眼二穴，外敷琥珀膏（方558）、小金丹（方113）之类。或用黄芪八两，苡仁四两，白术、茯苓各二两，防风五钱，肉桂三钱，浓煎二大碗早晚分服，覆被取汗，大汗出后，不可去被，令其自干。小儿鹤膝风，宜大防风汤（方557）佐以益气养荣汤（方115）或六味地黄汤（方197）加鹿茸、牛膝。再如膝游风、膝眼毒、膝痛等，均属膝部疾患，与鹤膝风应加以区别。若一膝引痛上下，但不甚痛，面微红肿者，为膝游风，宜换骨丹（方559）；两侧膝胀肿痛，肿处手不可近，在膝盖下左右两骨空陷中，为膝眼毒。初起觉膝眼内隐隐作痛，如风胜则走注不定，寒胜则痛如锥刺，湿胜则外见胖肿。屈不能伸，其病在筋；伸不能屈，其病在骨。单膝生者轻，两膝俱生者重。若左膝方愈，右膝又病，右膝方愈，左膝又病者，名过膝风，难治。起初宜万灵丹（方556），继服独活寄生汤（方517），兼用火针针膝眼穴。如仅膝盖肿痛，不发寒热者，为膝痛，宜仙方活命饮（方11）合二妙散（方

364）加苡仁、牛膝。

（15）脚气　两胫肿大，步履沉重者，为脚气。初起仅觉两足顽痹无力，行走不便，足背微肿；继则两胫肿胀明显，甚至上至小腹、大腹亦见胀满，并出现气逆喘急，烦渴呕吐，心悸不食，以及神昏谵语，面色暗晦，鼻扇唇紫等症状，则为脚气干心之证，死亡极速。多由脾阳失运，水湿侵入经络，气血不得流通所致，宜鸡鸣散（方560）加附子、羌活导滞汤（方561）、当归拈痛汤（方320）、三妙散（方562）；亦有风热偏盛，津血受伤，因而出现足胫干枯，皮肤失润，掣痛麻木，干呕食减，溲赤便秘，烦躁不安者，为干脚气，宜加味四物汤（方563）。

（16）脚筋挛急　足胫筋脉挛急疼痛，俗称抽脚筋，每多发于夜中，乃血虚筋脉失养所致，宜大剂芍药甘草汤（方564）。

（17）流火　亦叫风火。多发于下肢，甚则上肢亦可出现，但较少见。发则微肿红痛，渐至红肿成片。按之发热，伴有憎恶壮热，甚则梦呓谵语。亦有初起腿上发一小块，或一小片，逐渐向下移动，或痒或微微而痛，数日后，乃突发寒热，而出现足胫疼痛红肿者，多由湿热下注而成。此证现代医学叫丝虫病，往往反复发作，以致足胫长期肿大，俗称大脚风，又叫沙木腿，现代医学叫橡皮肿，治之颇难。用流火验方（方565）治之，颇为有效。如病起不久，可用薏苡仁四两，百合四两，猪脚一大只，同煮烂，加白糖适量，任意食用，有吃完数只猪脚后得愈者。

（18）流火患　由于流火发作，足肿不退，以致溃破而流脓出水者，为流火患，极难收口。宜用蔗糖甜馒头在火上烤干燥后，放口内嚼烂敷之，不久即有水从疮口流出，宜任其自流；一日换一次，不数日，即能收口。此系民间秘方，神效。

（19）下肢瘫痪　下肢麻木酸痛，不能行动，名为下肢瘫痪，属于风痱一类，宜地黄饮子（方566）。

（20）足背发　生于足背，红肿坚痛，寒热呕吐。起初形如粟米，渐成白泡，寒热交作，日重一日者，乃湿热内蕴之证。宜先刺破疮头，挤去恶血，内服驱湿保脱汤（方567）、仙方活命饮（方11）；溃后宜八将丹（方568）；皮肉脱落者，宜顾步保脱汤（方569）。若红肿不甚而脓清者，或不肿痛溃脓，但见皮肤黑暗、小便淋漓者，均属难治。宜用大剂补中益气汤（方12），或可挽回于万一。

（21）足心痛　足心及踝骨热痛者，为肾虚兼有湿热，宜肾着汤（方570）

送知柏地黄丸（方247）；肥人足心痛，乍立则痛甚，行动稍减者，为湿热下注，宜肾着汤（方570）合二妙丸（方571）。

（22）足跟痛　足跟疼痛，不红不肿，不能久行久立，乃肝肾阴血不足而致，宜鹿角胶丸（方572）、立安丸（方573），或六味地黄丸（方75）加龟板、肉桂；如痛而重着而肿者，则挟湿热，宜换骨丹（方559）。又足心痛、足跟痛，诸药不效者，用大剂芍药甘草汤（方564）加当归，并酌加狗脊、续断、菟丝子、杜仲、补骨脂、巴戟天、鹿角胶之类，疗效颇佳。

（23）涌泉疽　一名足心发，亦名足心痈。生于足心涌泉穴。由肾经虚损，湿热下注所致。若十四日内即溃，则脓浅，为痈；如二十一日内不溃脓者，为疽，难治。初起宜仙方活命饮（方11），外用神灯照法（方574）；体虚者，宜十全大补汤（方45）；溃后，兼服桂附八味丸（方76）。

（24）脱疽　多生于足趾之旁，亦有生于手指者，但较少见。此证未发之先，烦躁发热，颇类消渴，初发黄泡，足趾周围皮肤由紫变黑，蔓延糜烂，流出败水，臭气难闻，痛如汤拨火燃，溃处肉色不鲜，五趾相传，甚则攻于脚面，渐至关节坏死，自行脱落，故名脱疽，现代医学名为脉管炎，乃外科病中一种险恶之症。宜大剂四妙勇安汤（方575）合活络效灵丹（方576），或用大剂当归四逆加吴茱萸生姜汤（方577）、顾步保脱汤（方569）、阳和汤（方262）、阴阳二气丹（方578）之类，随症选用。外敷红灵丹（方579），溃后，改用玉红膏（方580）。

（四）问便

便，包括大便和小便两者，问大、小便之变化，亦可测知疾病的寒、热、虚、实。大抵大便秘结，小便浑浊短赤者，多属热证和实证；大便溏泄，小便清长者，多属寒证和虚证。兹将大、小便之主要病变，分述于下。

1　问大便

（1）泄泻（见后专篇论述）

这里录明代医家李中梓的治泻九法，以资参考。

1）淡渗　使湿从小便而出，所谓"治泄不利小便，非其治也"。即《内经》"其在下者，引而竭之"也。

2）升提　鼓舞胃气上腾，则泻下自止，所谓"陷者举之"是也。也包括用风药燥之疏之，即《内经》所谓"风能胜湿"也。

3）清凉　用苦寒之药以涤热，即《内经》所谓"热者寒之"也。

4）疏利　包括除痰、理气、消食、排水，即《内经》所谓"实者泻之""通因通用"也。

5）甘缓　泻利不止，急迫下趋，用甘药以缓其急，即《内经》所谓"急者缓之"也。

6）酸收　久泻所散不收，用酸味之药以收之，即《内经》所谓"散者收之"也。

7）燥脾　脾虚运化无权，水谷不分，宜用健脾燥湿之药以助之，即《内经》所谓"虚则补之"也。

8）温肾　命火衰微，不能生土，以致泄泻不止者，宜用温补命门之药，即《内经》所谓"寒者热之"也。

9）固涩　久泻滑脱不禁，宜用收涩之药以固之，即《内经》所谓"涩可固脱"也。

（2）痢疾（见后专篇论述）

（3）便秘

1）伤寒阳明腑实证　大便秘结不通，潮热谵语，腹满按之硬痛，舌苔焦黄起刺，或焦黑燥裂，脉沉迟有力者，宜大承气汤（方19）；若大便秘结，潮热谵语，胸腹痞满，舌苔老黄，脉滑疾者，宜小承气汤（方18）；如大便秘结，口渴恶热，腹满拒按，舌苔正黄，脉滑数者，宜调胃承气汤（方17）。

2）温热病　大便秘结，烦躁口渴，面赤唇焦，口舌生疮，胸闷烦热，咽痛溲赤，宜凉膈散（方38）；如热结阴亏，舌干少津，大便燥结不行者，宜增液汤（方581），服后仍不解者，宜增液承气汤（方582）；若大便秘结，痰涎壅滞，喘促不宁，肺气下降，脉右寸实大者，宜宣白承气汤（方583）；如大便秘结，睡眠不安者，宜更衣丸（方584）。若应下失下，正虚邪实，而阳明腑实证尚存，或素体气血虚弱，而患阳明腑实之证，不攻则邪不去，攻之则正气不支，宜黄龙汤（方585）。

3）寒证　大便秘结，腹中微痛，得温则减，手足不温，小便清长，脉沉迟者，宜温脾汤（方586）；缓者，宜半硫丸（方587）。

4）气秘　大便秘结，气滞腹急胀满者，宜四磨汤（方588）、六磨汤（方589）。

5）虚秘　老人及虚人与产后血虚而致大便秘结者，宜五仁汤（方590）、脾约丸（方591）——产后慎用。如大便秘结，伴有腰酸背冷者，乃肾气虚弱之证，宜济川煎（方592）。

（4）便血　大便下血，当分便前便后及血色鲜红或暗晦。《金匮要略》说："先血后便为近血，宜赤小豆当归散（方593）；先便后血为远血，宜黄土汤（方594）。"血色鲜红，血下四溅者为肠风，宜槐花散（方595）、脏连丸（方596）、槐角丸（方597），或四物汤（方90）合地榆散（方598）之类；血色暗晦者为脏毒，宜脏连丸（方596）、胃风汤（方599），或枳壳散（方600）下黑神丸（方601）；如面色萎黄，四肢倦怠，唇舌淡白，脉沉无力者，则宜黄土汤（方594）。若素有胃病，而见大便下黑色者，乃内出血，即现代医学所谓胃溃疡、十二指肠溃疡之类，宜黑归脾汤（方360）加地榆炭、乌贼骨、白及、藕节之类；或服蒲公英粉、海贝散（方602）等亦有效。

2　问小便

（1）淋病　小便频数疼痛，淋沥不畅，为淋病，一般有血淋、气淋、膏淋、劳淋、石淋之分。由于心肺蕴热，舌红口渴，小便赤涩而痛者，乃淋病之热盛所表现，通称为热淋，宜导赤散（方225）加滑石、木通、瞿麦、萹蓄。如热甚搏血，以致血热妄行，下注胞中，与溺俱出者，为血淋；初起血色红紫，脉数有力者，宜立效散（方273）、小蓟饮子（方603）、瞿麦散（方604）；久延不愈，血色淡红，疼痛不甚，脉虚而数者，宜茜根散（方605）或补中益气汤（方12）加生地、木通、车前子之类。气壅不通，小便淋涩，小腹胀闷疼痛者，为气淋，宜瞿麦汤（方606）、石韦散（方607）、木香流气饮（方334）。亦有小便浑浊，状如脂膏，或如米泔，或如鼻涕，或小便之中有如蜓蚰之状者，为膏淋，现代医学名为乳糜尿，由丝虫病所引起，宜猪苓汤（方608）、补中益气汤（方12）。淋病遇劳即发，小便淋沥不绝，脉虚体倦者，为劳淋，宜补中益气汤（方12）

加车前子、泽泻，或归脾汤（方216）、六味地黄汤（方197）、知柏八味丸（方283）、金匮肾气丸（方30）之类随宜选用。小便艰难，痛不可忍，溺下如砂如石，溺色黄赤或浑浊者，为石淋（石细者又叫砂淋），现代医学叫膀胱结石。亦有兼见小腹两旁痛（或左或右）或腰痛，而小便带血者，现代医学叫泌尿管或肾结石，宜加味葵子茯苓散（方609）、二神散（方610）；每日用金钱草（四川产者良）四两，浓煎顿服，也有较好的疗效。淋病通治方，如五淋汤（方611）、八正散（方612）、石韦散（方607）、萆薢分清饮（方613）、五苓散（方324）等，都可选用。

（2）赤白浊　尿道时流秽浊，如脓者为白浊，混有血液者为赤浊，多见于小便之前，亦无疼痛，多因心虚相火妄动，湿热下注而成。初起宜先用治浊固本丸（方614），或四苓散（方615）加生地、麦冬、知母、黄柏、黄芩、山栀之类，后用萆薢分清饮（方613）或加味清心饮（方616）。久不愈者，宜补中益气汤（方12）加茯苓、车前子，或六味地黄汤（方197）加萆薢、麦冬。

（3）尿血　血如溺出，色红不痛，名为尿血（若痛则为血淋，非尿血）。乃肾阴亏损，下焦结热，或心与小肠之火迫血妄行所致。如因肾阴亏损者，必兼见腰腿酸软，尺脉无力等症，宜六味地黄丸（方75）加牛膝，或金匮肾气丸（方30）、龙骨散（方617）之类。若由心火迫血妄行者，常伴舌尖红赤，口舌生疮，脉数等症，宜导赤散（方225）加工茅根、黄连。另有一种尿血，多出现于睡眠之后，现代医学名为阵发性睡眠性血红蛋白尿，患此者，往往缠绵反复，终至面色萎黄浮胖，心悸，唇舌无血色，脉芤无力，最是难治，当属《巢氏病源》所载之"虚劳尿血"，宜补中益气汤（方12）或归脾汤（方216）送服四味鹿茸丸（方618）、大剂黄芪建中汤（方28）亦有效，轻者可用猪苓汤（方608）。

（4）小便余沥　老年人肾气虚弱，常有排尿困难，解后又滴沥不禁者，宜大菟丝子丸（方619）。

（5）遗尿　睡中溺出不觉者，为遗尿。多见于小儿，多由足少阴肾、足太阳膀胱、手少阳小肠三经气虚所致。宜固脬丸（方620）、加减桑螵蛸散（方621）、缩泉丸（方622）、巩堤丸（方623）、沈氏闭泉丸（方624）、沈氏固胞汤（方625）；久不愈者，用大菟丝子丸（方619），猪脬切碎煎汤送下。

（6）**小便不利** 小便点滴，涩滞不畅，小腹胀坠不舒者，为小便不利。如兼见咽喉干燥，呼吸短促者，为肺热不能通调水道所致，宜黄芩清肺饮（方626）加通草、竹叶；水源不足者，加天冬、麦冬。若伴有肢体困倦，神疲纳减者，乃脾虚不能散津所致，宜春泽汤（方627）、补中益气汤（方12）加车前子、茯苓。如兼有腰腿酸痛，神衰怕冷者，为命门火衰不能气化所致，宜金匮肾气丸（方30）、香茸丸（方628）；兼阴虚者，宜滋肾通关丸（方629）。妇人娠妊小便频数短涩而痛者，为子淋，宜子淋汤（方630）、加味五淋散（方631）。

（7）**癃** 小便点滴不通为癃，乃严重的证候之一。所以不论虚、实、寒、热，逢之都以利尿为主，所谓"急则治标"是也。宜五苓散（方324）加车前子、木通，便秘者加清宁丸（方632）；虚弱者，宜补中益气汤（方12）加车前子、木通。或兼用探吐法，服药后用手指或鸡翎探吐之。外治法，用葱三斤，切碎炒热，布包熨小腹；或用食盐半斤，炒热布包，熨脐上下；或用大田螺一个，盐半匙，捣敷脐下一寸三分（同身寸），以绵缚之。妇人娠妊小便不通者，为转胞，宜三补丸（方633）、举胎四物汤（方634）、补中益气汤（方12）之类，随症选用。

（8）**遗精** 睡中精液遗出，名为遗精，有有梦而遗的，有无梦而遗的。有梦而遗的为梦交，无梦而遗的为滑精。前者多属心病，宜龙胆泻肝汤（方59）、五子衍宗丸（方635）、封髓丹（方636）、清心莲子饮（方637）之类；后者多属肾病，宜桑螵蛸散（方638）、聚精丸（方639）、安肾丸（方640）之类。通治方，如水陆二仙丹（方641）、金锁固精丸（方642）等可用。

（五）问饮食

脾胃为后天之根本，五脏六腑皆仰给于脾胃，故不论何病，如饮食正常，消化、吸收两皆健全，则病虽重，治亦较易；若脾胃不健，饮食减少，后天来源断绝，其病虽轻，治之亦较棘手。所以，问饮食不但可借以知道胃气之强弱，并可了解一部分病情，如喜欢辛热之物为寒，好食生冷之物为热之类。兹分述于下。

1 **饮食减少** 脾主运化，胃主受纳，故能食而不饥者，病在脾；知饥而不欲食者，病在胃；若不欲食，亦不知饥者，为脾胃俱病。其原因有三，第一为脾胃湿困，症见舌苔白腻或白厚，胸闷纳呆，宜平胃散（方223）、大和中饮（方643），服之苔仍不化者，宜加藿香、佩兰等芳香药以化湿，甚则更加桂枝、干姜等辛温药以除湿，自可获效。第二为中气虚弱，症见脉虚体倦，四肢无力而胃纳减少者，宜四君子汤（方644）、六君子汤（方221）、参苓白术散（方645）之类。挟寒者，宜理中汤（方224）。第三为命门火衰，不能腐熟五谷，其脉右尺必虚弱无力，宜附子理中汤（方29）、桂附八味丸（方76）。

2 嗳气 嗳气古人谓之噫，胃气阻遏而上升有声也。一般都不作主证治疗，多见于胃病或脾胃虚弱患者，因气滞中焦，胸脘饱闷，嗳出始快，胃气失其和降而成。如由于伤寒汗、吐、下后，心下痞硬，嗳气不除者，宜旋覆代赭汤（方646）。若因伤食而嗳腐吞酸者，宜保和丸（方51）、枳壳散（方600）。由于脾阳虚弱，消化不良，食后饱闷，嗳气频频者，宜健脾散（方647）、香砂六君子汤（方416）。老人嗳气，多因胃中虚寒，痰逆所致，宜理中汤（方224）加枳实、香附、砂仁。

3 吞酸 酸水不时上泛，心中常有嘈杂烧灼之感，名为吞酸，多由于肝气犯胃，宜左金丸（方222）。或随症酌加煅牡蛎、煅瓦楞子、白螺蛳壳、乌贼骨、红豆蔻之类。

4 呕吐 有声无物谓之呕，有物无声谓之吐，有声有物谓之呕吐，均属胃病。呕吐有多种不同，宜分别治之。

（1）**胃寒呕吐** 多由胃虚受寒，或伤生冷，或汗、下后胃中虚寒所致。症见四肢清冷，喜热畏寒，脉沉细弱，宜二陈汤（方42）加丁香、白叩，或丁香吴茱萸汤（方648）、理中汤（方224）加枳实之类。

（2）**胃热呕吐** 呕吐酸苦，口有秽气，喜冷恶热，舌苔黄腻，脉数有力，宜二陈汤（方42）加黄连、山栀、枇杷叶、竹茹、芦根之类，或用竹茹汤（方649）。

（3）**痰积呕吐** 素多痰浊，胸闷头晕，心悸，遇冷即发，吐出痰涎，宜新法半夏汤（方650）、小半夏加茯苓汤（方651），或用挝脾汤（方652）。

（4）**食积呕吐** 胸腹饱胀，嗳气吞酸，吐多酸腐未化之物，吐后反快者，为食积，宜化滞丸（方653）、保和丸（方51）之类。

（5）气滞呕吐　多由怒中饮食引起，胸腹胀满，关格不通，宜丁香透膈汤（方654），或二陈汤（方42）加木香、枳实。

（6）寒热夹杂呕吐　胸膈胀满，时吐时止，舌苔黄腻，脉滑，宜半夏泻心汤（方655）。

（7）厥阴病呕吐　干呕，吐涎沫，头痛者，宜吴茱萸汤（方656）。

（8）风痰风火呕吐　头昏耳鸣，动即呕吐者，审其有火象者，宜龙胆泻肝汤（方59）；无火象者，宜半夏白术天麻汤（方69）。二者均酌加石决明、僵蚕、全蝎之类。

5　反胃　或称胃反，也有叫翻胃的。多由真火衰微，胃寒脾弱，不能运化，以致食入而反吐出，有朝入暮吐，暮食朝吐，或食入即吐，或食一、二小时而吐，或待一昼夜后，腹中胀痛难受而吐出者。若大吐白沫如鸡子清者，或吐黄沫者，为肺胃俱虚。大便如羊粪者，为大肠血燥，虽用大补气血之剂，终属不救。一般宜丁香透膈汤（方654）、大半夏汤（方657）、附子理中汤（方29）加丁香、黄连。如反胃上气，食入即吐者，属热，宜芦根、茅根、竹茹、生姜。若火热上冲，食不得入，脉洪大有力而数者，宜滋阴清膈饮（方658）加枇杷叶、芦根。亦有七情抑郁，或孤寡失意，肝气犯胃而引起反胃者，宜越鞠丸（方659）、逍遥散（方380）。虚者，宜归脾汤（方216）。

6　噎膈　饮食入咽，阻碍不下，常觉食道胸膈有物堵塞，干燥之物，尤难下咽，名为噎膈。多由气血亏损，忧思悲恚，积劳抑郁，脾胃受伤，津血枯涸，气郁生痰，痰塞不通，则气逆不下，饮食难进，治之极难，故古将此证列为四大证之一。宜启膈散（方660）、膈噎膏（方661）、通幽汤（方662）、五汁安中饮（方663）、参赭培气汤（方664）之类，随症选用。大便秘结者，宜兼用开关利膈丸（方665）以通之。按反胃、噎膈二证，大都属现代医学之食道癌、胃癌一类，对癌症目前尚少特效疗法，患此者预后多不良，戌腹米、牛反草都有效。治癌症如石见穿、半枝莲、平地木、铁树花及叶、丹参、米仁、黄柏、山豆根、菱角、露蜂房、枸橘梨、全蝎、蜈蚣、壁虎、佛甲草、神仙对坐草、苞梨根、水杨梅根、白花蛇石草、土茯苓、猫人参、小金丹（方113）、牛黄醒消丸（方372）等，都有一定的作用。

7　关格　上而吐逆，食不得入，下而溺闭或二便不通，名为关格。宜先用沉香、藿香、苏合香、白叩、苏子、冰片、生姜、陈皮等辛香通窍下降之药治其上，继用大黄、黄柏、知母、牛膝、木通、车前子、滑石等苦寒利气下泄之品通其下。如寒在上热在下者，宜黄连汤（方666）以肉桂易桂枝；热在上寒在下者，宜桂附八味丸（方76）加车前子、牛膝。

8　霍乱　上吐下泻，挥霍缭乱，起于顷刻之间者，名为霍乱。此证多发于夏秋之间，可分为不同类型，治各不同。

（1）外感兼食积霍乱　初起胸闷腹痛，先吐后泻，吐下之物，臭秽难闻，继发寒热，舌苔厚腻，脉滑数者，则为感受外邪兼有食滞。小儿患此者尤多，宜藿香正气散（方6）加神曲、山楂、黄连、吴茱萸之类。

（2）寒霍乱　亦名真性霍乱，现代医学叫霍乱，系劣性传染病之一，恒发于夏、秋季节，能互相传染，主要由于饮食不洁所引起，往往突然发作，腹中雷鸣或疼痛，继则吐泻交作，泻下稀液，状如米泔，病势急剧，能使人迅速脱形，而出现眶陷、螺瘪、两足抽筋、脉微欲绝或隐伏不见等一系列危险症状，故亦有瘪螺痧、吊脚痧等病名，若不急治，或治不如法，往往数小时内即可死亡。先服蟾酥丸（方100），继用四逆汤（方35）、附子理中汤（方29）、吴茱萸汤（方656）、大顺散（方667）之类。如四肢厥冷，脉隐伏不见者，并用艾灸气海、关元等穴。

（3）热霍乱　亦称假霍乱，也多发于夏、秋季节，吐泻交作，吐泻物有酸腐臭气，身热烦躁，口渴引饮，舌苔黄腻，小溲短赤，脉濡数，乃暑湿内蕴肠胃所致，宜蚕矢汤（方668）、燃照汤（方669）。又治霍乱有刮痧法，亦有效。其法：用铜钱或羹匙（瓷质）蘸香油于颈项、肩胛、背脊（脊椎两旁）、胸胁、肘弯、膝弯等处，自上向下刮之，以刮至皮肤出现红紫为度。

（4）干霍乱　见本书49页"其他腹痛"章节。

（六）问胸

　　胸中有心、肺二脏，心主神明，又主血脉。肺主气，司呼吸，乃人之神明和全身气血运行之总司。故问胸，实已包括胸、胁和心、肺的问诊而言，极为重要。兹将胸部的病变择要分述于下。

　　1　**胸痹**　胸中闭塞而痛者，为胸痹。如喘息咳唾，胸背痛，短气，寸口脉沉而迟，关上小紧数者，宜栝楼薤白白酒汤（方670）；心痛彻背，背痛彻心者，宜乌头赤石脂丸（方671）；胸痹，痛无休止，时缓时急者，宜薏苡附子散（方672）；胸痹，胸中闭塞，短气者，宜茯苓杏仁甘草汤（方673）、橘枳姜汤（方674）；胸痹，胸中痞闷，气结在胸，胸满，胁下逆抢心，宜枳实薤白桂枝汤（方675）；胸痹，久不愈，痛处不移，其痛如刺者，为气滞血虚，宜栝楼薤白白酒汤（方670）加桃仁、红花、枳壳、郁金之类。妇人胸痹，由于心肺有瘀血，时而鼻衄，心脾彻背而痛者，宜栝楼汤（方676）、犀角地黄汤（方47）。

　　2　**结胸**　胸痛连脐腹，痛而硬满，手不可按，大便秘结，日晡潮热者，为结胸，宜大陷胸汤（方677）。又小结胸证，正在心下，饱闷不舒，按之则痛，宜小陷胸汤（方678）。血结胸证，心下满痛而微硬，不可按，或胸、腹、背、胁，攻痛不可忍，甚则抽搐，其人善忘，小便反利而不渴，宜桃仁承气汤（方46）、延胡索散（方679）。

　　3　**肝着**　胸痛，常欲蹈其胸上，用手捶之痛稍减，当其病未发前，喜饮热水，饮后较舒，宜旋覆花汤（方680）加郁金、桃仁、红花之类。

　　4　**心下痞**　（按：心下系指中脘部位，因《伤寒论》结胸证亦属中脘部位，故附此。）胃中不和，心下痞硬，但满不痛，按之濡，或干呕，或呕吐，肠鸣下利者，宜半夏泻心汤（方655）；胃中不和，心下痞硬，干噫食臭，腹中雷鸣下利者，宜生姜泻心汤（方681）；胃中不和，心下痞硬而满，食谷不化，腹中雷鸣下利，干呕心烦不安者，宜甘草泻心汤（方502）；伤寒大下后，心下痞，按之濡，表已解，其脉关上浮紧者，宜大黄黄连泻心汤（方419）；伤寒表解后，心下痞，恶寒汗出，或寒热不和，胁下痞结者，宜附子泻心汤（方682）。

　　5　**心痛**　左胸突然疼痛，痛如针刺，气闷不舒，脉结代或细数，每多出现疲劳、抑郁或受风寒之后，觉心痛，宜桂枝汤（方2）加人参、生地、三七、水蛭、藏红花、乳香、没药，或用栝楼、薤白、桂枝、丹参、藏红花、三七、青木香、没药、苏合香之类。若卒然大痛无声，咬牙切齿，面青气冷，汗出不休，为真心痛，并见手足青至节者，不治。急用猪心煎汤，加细辛、附子、干姜、肉桂之类，或可挽回于万一。

6 心汗 胸部多汗，他处无汗者，为心汗。多由思虑过度所致，宜天王补心丹（方683）、参归猪心汤（方684）。

7 鸡胸 胸骨突出，状如复掌，名为鸡胸，亦名龟胸。多由先天或后天不足，风痰停饮，积聚心胸，感受风热而成。宜龟胸丸（方685）、宽气饮（方686）之类。

8 胁痛 胁为肝胆之部位，故胁痛多属于肝胆。如痛偏一侧，时痛时止，遇劳则加剧，痛引胸背少腹者，宜柴胡疏肝散（方424）；肝火旺盛者，宜枳壳疏肝散（方687）、抑青丸（方688）；气郁化火，口干，痛处觉热者，宜清肝汤（方168）加黄芩；若痛处始终不移者，多由瘀血郁结所致，宜复元活血汤（方689）；由于痰结气滞者，宜推气散（方690）；如因痰饮内停，胁痛牵引缺盆，咳则其痛更甚，气喘急者，为留饮，宜葶苈大枣泻肺汤（方691）加枳壳、青皮、陈皮之类；若因恼怒而起者，宜香附汤（方692）；如因肝血不足，心惊恐惧，目视眈眈者，宜清肝汤（方168）加黄芩；若由肝木克脾，兼见消化不良，嗳气胀闷者，宜逍遥散（方380）加青皮、厚朴；若久痛入络，宜加归尾、红花、旋覆花、新绛之类；如伴有往来寒热、口苦、咽干、目眩等症，则系伤寒少阳病，宜小柴胡汤（方13）。另有一种胁痛，当胁一点作痛不止，乃大虚证，宜补肝散（方151），或八珍汤（方81）加木香、青皮、肉桂；有热者，去肉桂，加山栀、黄连。

9 肝痛 初起期门穴隐痛，微肿，继则两胁胀满疼痛，侧卧则惊，便溺艰难，为肝痛，现代医学叫肝脓肿，多因愤郁气逆而成。先用复元通气散（方164）或救肝败毒至圣丹（方693），继服柴胡清肝汤（方171）。若痛处胀满，皮肤出现红紫，咳吐脓血，或兼腹痛剧烈，便下脓血者，宜千金苇茎汤（方694）加败酱草、鱼腥草；如痛胀已止，宜六味地黄丸（方75），脾虚食少者，佐以八珍汤（方81）。忌用温补艾灸。

10 胁胀 胁胀多属肝气郁滞，往往兼见胸脘痞闷。妇人乳房胀，亦属胁胀一类。宜枳壳散（方600）加郁金、青皮、橘叶之类；或用炒盐布包熨之。

11 乳核 一名乳栗，亦名乳癖，也叫乳痰。乳内结核，如梅如李，皮色不变，质坚，按之能移动，不痛，或稍有隐痛，能随喜怒而消长。日久不消，亦可变为乳劳或乳癌。多由肝、脾二经气郁凝结而成，初起宜清肝解郁汤（方695）；气虚者，宜香贝养荣汤（方116）；若气郁伤脾，食少不寐者，宜归脾汤（方216）；外用木香饼（方696）熨之。如已溃脓，宜十全大补汤（方45）加味以大补其气血。

12 乳劳 多由乳中结核迁延失治，或治不如法，以致日渐增大，如盆如碗，色紫或黑，颇感疼痛，根盘散漫，延及胸胁或胁下，未溃先腐，外面有数处烂斑微点，渐渐通破，轻者流白汁，重者流臭水，久则溃深伤膜，阴血日亏，因而出现午后潮热、颧红形瘦、食减干咳等疮劳证候，则难治疗。初起宜蒌贝散（方697）、神效栝楼散（方698）；气虚者，宜逍遥散（方380）合归脾汤（方216）；阴虚者，宜六味地黄汤（方197）。

13 乳痞 左乳突然肿大如桃，皮色不变，不痛不痒，不作寒热，以致身体日羸瘦，名为乳痞。多由肝气不舒所致，宜加味逍遥散（方175）、军门立效散（方699）。

14 乳头破碎 乳头或乳颈破裂，痛如刀刺，揩之出血，或流黏水，或结黄痂，愈后容易复发。多由肝火湿热蕴结，更由小儿生牙时咬破，或乳头内缩，为小儿尽力吮吸而成，宜加味逍遥散（方175）、龙胆泻肝汤（方59）。外用三石散（方700）搽之，或用秋茄子阴干，烧存性，研细，水调敷之。

15 乳头生疮 乳头生疮，搔破则黄水浸淫，经久不愈，甚至半截腐落，状如莲蓬，多由胃中湿热凝结而成，宜用松树皮煎汤洗之，外用芝麻炒焦研末，灯油调敷，或用芙蓉花或叶研末掺之。若乳上生疮，脓血淋漓，痛痒不已者，名为火革疮，宜用蚌壳（煅）五钱，轻粉五分，冰片一分，共为细末，金银花煎汤调敷。

16 乳痈 乳房红肿疼痛，身发寒热，名为乳痈，现代医学叫乳腺炎。此证多生于女子，乃肝气郁结，胃热壅滞所致，宜神效栝楼散（方698）、栝楼牛蒡汤（方701）。如寒热已退，肿仍不消者，宜复元通气散（方164）；若乳内随时跳痛者，势将化脓，宜托里透脓汤（方96）；溃后，宜托里排脓汤（方702）；体虚者，宜十全大补汤（方45）、人参养荣汤（方53）。初起时，单方蒲公英、陈皮之类，大剂煎服，疗效亦佳。

17 乳癌 乳内结核，初起大如棋子，或如核桃，按之高低不平，质地坚硬，皮肉相连，推之不移不动，不红不热，不痛不痒（或有时隐痛者），经年累月，渐渐增大，因而出现潮热恶寒，肿如复碗，始觉大痛，痛连胸腋，状如堆栗，高突如岩，顶透紫色，内网血丝，先腐后溃，溃后其质愈坚，时流臭水，臭气难闻。腐烂之后，深如岩壑，翻花突如泛莲，痛彻心肝，极难忍受；甚则血管烂断，或因暴怒出血不止而死。亦有生于乳晕部，初起如湿疹，外面腐烂，流出血水，继则乳头逐渐内陷，四周坚硬，皮色紫褐。更有一种乳房起一肿块，肿块中心按之有弹性，未溃前乳窍常常流血。此症极难治疗，内外科中最棘手之症，初起宜神效栝楼散（方698），外贴季芝鲫鱼膏（方703），继用清肝解郁汤（方695）；潮热恶寒者，宜逍遥散（方380）；心烦不寐者，宜归脾汤（方216）；疮势已成者，宜香贝养荣汤（方116）。余如牛黄醒消丸（方372）、阳和汤（方262），亦可随症选用。

18 心悸 自觉心跳，名为心悸，也叫怔忡。不过心悸多由惊恐等外因引起，怔忡则由内因虚弱之所致，都属心情不安之症。一般除受惊恐导致外，多见于阴血亏损之人。如由于阴虚血少，水不制火，夜寐不安，时悸而烦，跳动不宁，舌红少苔，脉细数者，宜天王补心丹（方683）；若因营卫俱虚，脉结代而心动悸者，宜炙甘草汤（方33）；如由于思虑过度，心脾受伤，惊悸倦怠，食少不寐者，宜归脾汤（方216）、养心汤（方704）；若因劳心太甚，一经思虑，即觉心悸不宁者，宜清镇汤（方705）；火盛者，宜朱砂安神丸（方706）；如因肝胆气虚，痰热上扰，虚烦不得眠，心悸不安者，宜温胆汤（方109）合蕊珠丸（方707）；若由水气凌心，头眩胸闷，口渴不欲饮，小便短小，心悸，脉沉紧者，宜茯苓甘草汤（方708）；如因虚弱较甚，头目眩晕，自汗健忘，耳鸣而塞，倦怠少气，怔忡不寐者，宜镇心丹（方709）。

19 健忘 一名善忘，又叫喜忘。多由思虑过度，用脑无制，以致心肾不交所致，宜辰砂定志丸（方710）、孔圣枕中丹（方711），或都气丸（方392）加远志、菖蒲。如老年神虚健忘者，宜加减固本丸（方712）。

20 烦躁 心中热而不安为烦，手足热而不宁为躁；蕴于内为烦，形于外为躁，习惯上往往烦躁并称，其实是两种症状。此症多由心火旺盛，热传肺、肾所致。大抵但烦不躁者，多属热；但躁不烦者，多属寒。心悸而烦者，为虚烦。在热病过程中，治烦宜栀子豉汤（方713），治躁宜四逆汤（方35）。烦虽多属热，但烦而足冷，脉沉微者，则为阴证，宜参附汤（方68）。病后余热，虚烦不安者，宜竹茹汤（方649）、竹叶石膏汤（方714）。肉伤病，阴虚火动，则多伴见五心烦热，入夜更甚，宜清骨散（方24），或生脉散（方54）加生地、枣仁、地骨皮之类。杂病有烦而兼呕者，宜橘皮汤（方715）；烦而溲短者，宜猪苓汤（方608）。

21 不寐 不寐之证，多由营气不足，心失所养，以致不守舍，或恐惧，或惊惕，或有所思，或无因而多虑，甚则终夜不寐，心神不安，忽寐忽醒，似寐非寐，宜养营气为主。如因血虚火旺，口舌干燥，烦躁多汗而不寐者，宜朱砂安神丸（方706）、天王补心丹（方683）；若因肝阳过旺，头昏而胀，惊悸不寐者，宜琥珀多寐丸（方716）；如因思虑劳倦，心脾受伤，体倦神疲，面色不华，食少不寐者，宜归脾汤（方216）；若因劳心太过，以致不寐者，宜养心汤（方704）、酸枣仁汤（方717）；如因肾阴不足，心火独旺，以致心肾不交而不寐者，宜黄连阿胶汤（方718）、交泰丸（方719）；若因饮食积滞，或痰火壅塞，症见胸闷不舒，二便不畅，舌苔厚腻而不寐者，宜温胆汤（方109）、半夏秫米汤（方720）；如因肝虚而惊悸不寐者，宜四君子汤（方644）加白芍、枣仁；若因肝气虚，邪气袭之，以致魂不守舍，愤怒不寐者，宜珍珠母丸（方721）；如通夜不寐者，宜安卧如神汤（方722）。

22 昏迷 神识不清为昏迷。此证不论内伤、外感均能出现，乃严重的症状之一。伤寒或温病，热邪传入心包，即可出现昏迷，除随症用药外，再加芳香开窍之品以救急。轻者用牛黄清心丸（方330），重者用至宝丹（方295）、紫雪丹（方294）、安宫牛黄丸（方296）、神犀丹（方723）、苏合香丸（方724）之类。安宫牛黄丸（方296）最凉，紫雪丹（方294）次之，至宝丹（方295）又次之，神犀丹（方723）多用于温热暑疫，其功效四者均大同小异。苏合香丸（方724）则属温性药，故宜用于寒痰蔽塞心窍，以致发生昏迷之症。湿温病湿热郁蒸，身发白㾦，而出现昏迷状态者，宜随症加入神犀丹（方723）。夏日奔走于烈日下，猝然昏倒，神识不清，名为中暑，宜苏合香丸（方724）以大蒜汁水调灌下。小儿急惊风，初起壮热不退，三数日后，或一、二日间，突发昏迷，牙关紧闭，眼睛直视或上视，四肢抽搐，颈项强硬，甚则角弓反张，面赤唇红，溲赤便闭，指纹青紫，脉紧弦数，多由惊、风、痰、热四者合并而成。因于惊者，先见惊跳厥冷，神识昏迷；因于风者，先见四肢抽搐，目视异常；因于痰者，先见咳逆气急，喉有痰声；因于热者，先见目红唇赤，神昏谵妄。但四者往往相互并见，宜千金龙胆汤（方725）加牛黄抱龙丸（方726）或牛黄清心丸（方330）、回春丹（方727）之类；挟虚者，则宜琥珀抱龙丸（方728），病重者，亦宜用安宫牛黄丸（方296）、至宝丹（方295）、紫雪丹（方294）之类。又有慢惊风证，多因久泻久痢，或因风寒积滞，攻伐太过，或因素禀薄弱，误服凉药，或因病后失调，均可致之，尤以泻痢久不愈所致者为多。其症状为神昏气促，惊抽时作，或身热不退，或乍热乍寒，形体消瘦，面色淡白，目视少神；或四肢厥冷；或腹中气响，喉有痰声；或泻痢不止，完谷不化，指纹青而淡紫，时伸时缩；或淡白不显，此系脾胃虚寒，孤阳外越，元气无根，阴寒至极之症，宜先用逐寒荡惊汤（方729），继用加味理中地黄汤（方730）。又中风证，则多猝然仆倒，昏不知人，现代医学谓此为脑充血或脑溢血，最为危候，也是四大证之一。常伴有鼻鼾昏睡，口眼歪斜，半身不遂等症，须辨其属阴属阳，是闭证还是脱证，而分别治疗之。如牙关紧闭，两手固握，面赤气粗，痰声如锯，舌苔黄腻，脉数弦劲，为闭证中之阳证，宜局方牛黄清心丸（方731）；若静而不烦，鼻有鼾声，苔白滑腻，脉沉缓者，为闭证中之阴证，宜苏合香丸（方724）；如兼见目闭口张，鼻鼾，手撒，遗尿，甚则汗出如珠，面赤如妆，四肢厥冷，脉细欲绝者，则为脱证，宜大剂参附汤（方68）加龙骨、牡蛎，并以艾灸气海、关元穴，亦有得生者；若见痰涎壅盛，内窍不通，称为内闭外脱，宜三生饮（方732）加人参。又中风证，如兼见六经形证者，则宜小续命汤（方733）加减治之。中风苏醒后，半身不遂者，宜补阳还五汤（方529）加蜈蚣、全蝎，余如人参再造丸（方531）、回天再造丸（方530）等均可配合施用。此外，如暴怒气逆，忽而昏倒，口噤握拳，不知人事者，为气厥，宜五磨饮子（方734）、顺气散（方735）；若素多痰浊，忽然痰壅气塞，喉有痰声，昏迷不醒者，为痰厥，宜导痰汤（方85）、指迷茯苓丸（方736）、礞石滚痰丸

（方161）随症选用；如因饱食过度，脘胀腹满，因而昏迷者，为食厥，宜保和丸（方51），或用姜盐汤（方737）探吐之，兼有风寒者，宜藿香正气散（方6），兼有气滞者，宜八味顺气散（方738）；凡气厥、痰厥、食厥等，均可用紫金锭（方246）、苏合香丸（方724）以治之。尚有现代医学所称之乙型脑炎（属于中医学中暑温范畴），其主要症状为高热、抽搐、昏迷。此症多发于夏、秋之间，且多见于小儿，系一种急性传染病（见后专篇论述）。

以上各种昏迷之症，如见牙关紧闭，药物难下去，都可先用通关散（方276）、开关散（方739）以开之。

23 痫 猝然昏倒，人事不知，甚则瘛疭抽搐，或口眼牵动，或口作六畜声，将醒时口吐涎沫，醒后如常人，唯觉困倦而已。其发作无定时，有一日一次或数次者，有数日或数十日一发者，也有数月或年余而一发者，多由体气虚弱，复感六淫之邪，气虚不能化痰，阴虚不能制火，火炎痰壅，经络闭塞而成。因此证多属痰火，治宜南星、半夏、川贝、天竹黄、石菖蒲、黄芩、黄连等为主。热盛者，宜凉膈散（方38）加川连、麦冬；痰多者，用三圣散（方740）吐之；惊者，宜安神丸（方741）；可下者，宜礞石滚痰丸（方161）；虚人宜星香散（方742）；久不愈者，宜丹矾丸（方743）、归脾丸（方479）、六味地黄丸（方75）之类；通治方，如五痫丸（方744）、柴胡加龙骨牡蛎汤（方745）、白金丸（方746）、痫证镇心丹（方747）、加味磁朱丸（方748）、控涎丹（方346）之类，均可随症选用。

24 癫 精神恍惚，语言错乱，以是为非，以非为是，哭笑无常，或默默不言，或痛苦呻吟，多由精神刺激，抑郁不遂所致。初起宜逍遥散（方380）、越鞠丸（方659）。体实者，宜先用控涎丹，继用琥珀散（方541）。如痰迷心窍，神识模糊者，宜金箔镇心丹（方749）；痰火俱盛者，宜甘遂散（方750）；痰火骤壅，发为怪异状者，宜清心滚痰丸（方751）；心虚气血不足者，宜清心温胆汤（方752）；癫证愈而复发，作止无常者，宜断痫丹（方753）、活虎丹（方754）。又有花癫证，多因思慕不遂，情怀抑郁，致肝木枯槁，内火燔盛，言语失伦，罔知羞耻，脉必弦出寸口，法宜平肝散郁祛邪，用柴胡、当归、麦冬、白芥子各一两，焦栀、玄参各三钱，甘草、石菖蒲各一钱，水煎服。不肯服者则灌之，服后必倦而卧，听其自醒，醒后即愈，饮食宜少少与之。此外，尚有妇人脏躁证，也和癫证相似，其人情绪抑郁，哭笑无常，不得自主，宜甘麦大枣汤（方755）。

25 狂 初起多见忿郁易怒，少食少寐等症，继则妄言詈骂，不避亲疏，甚则持刀执杖，弃衣奔走，登高而歌，力大逾恒，面红目赤，妄作妄为，猖狂难制，不避水火，且欲杀人，名为狂证。多由七情过用，五志之火内燔，灼液成痰，阻塞心窍所致。如癫狂失心，妄言乱走，其或打人骂人，脉滑实者，宜生铁落饮（方756），或用温胆汤（方109）加胆星、郁金、九节蒲煎汤以送下控涎丹（方346），均有良效。若因思虑过度，失心失志，积成痰涎，留在心包而成者，宜叶氏雄朱丸（方757）。亦有劳神太过，致伤心血，惊悸不宁，怕有人捕，渐成心疾而发癫狂者，宜辰砂宁志丸（方758）。大抵癫狂之证，初起时因痰火犹不甚剧，故仅微露癫意，以后反复发作，痰火愈积愈盛，则转为狂证。若狂久则其痰渐成为顽疾，心窍阻塞更甚，又渐失其知觉，而仍变为癫证。故初由癫转狂易治，其后狂变癫则难治。

26 咳嗽 有声无痰谓之咳，有痰无声谓之嗽，有声有痰谓之咳嗽，但习惯上往往咳嗽并称。此证多由肺受风寒痰火之刺激而成，有外感、内伤之别。外感咳嗽，以受风寒而最多，感受风热、风湿及燥气者亦有之。感受风寒咳嗽，痰多清稀，风热咳嗽，痰多黏腻，或干咳无痰，二者都伴有鼻塞声重，喉痒喷嚏，甚则寒热头痛之症；风湿咳嗽，则痰白而多，舌苔白厚或腻，头胀胸闷；燥气咳嗽，每见于气候干燥之时，口鼻干燥，咽红干咳。因风寒者，宜杏苏散（方759）、止嗽散（方760）、三拗汤（方761）之类；因风热者，宜桑菊饮（方4）、麻杏甘石汤（方302）之类；因风湿者，宜杏苏散（方759）加羌活、苍术；因燥气者，宜清燥救肺汤（方762）。内伤咳嗽，如痰多而爽，胸闷呕恶，舌苔白腻者，为痰湿咳嗽，宜二陈汤（方42）；若咳唾黄痰，胸胁胀闷牵痛，口苦咽干者，为肝火咳嗽，宜清金止嗽化痰丸（方763）加青黛；如阴虚火炎，咽干口燥，咳嗽潮热，痰中或带血，脉细数者，宜百合固金汤（方764）；若形寒气短，咳嗽多痰，痰味带咸，脉沉细弱者，为阳虚咳嗽，宜金匮肾气丸（方30）。又咳嗽阵作，连声不已，咳时连续十余声不止，面红气急，甚或呕吐者，为顿咳，现代医学名为百日咳，后另有专篇论述，兹不再赘述。

27 咳血 血从肺中而来，多随痰嗽而出，或咳唾满口鲜血，或于痰中带有血丝血点，统名为咳血。如由于外感风寒，因剧咳而见血者，则多兼头痛鼻塞，发热恶寒，脉浮紧等症，宜麻黄人参芍药汤（方765），或小柴胡汤（方13）加苏叶、荆芥炭、当归、芍药、丹皮、杏仁之类；若因风热犯肺，咳伤肺络，因而见血者，则兼见风热，鼻干口燥，脉浮数等症，宜桑杏汤（方766）；如因木火刑金，以致咳血者，则兼见胁肋胀痛，烦躁易怒，脉弦数等症，宜黛蛤散（方767）；若因阴虚内热而咳者，则兼有潮热口燥，脉虚细数等症，宜百合固金汤（方764）。

28 吐血 吐出纯血而无声响，轻者仅吐数口，甚则倾盆盈碗，名为吐血。治吐血，一般来说，当先以止血为主。止血方，轻则十灰散（方768），重者花蕊石散（方769）；火盛者，用大黄黄连泻心汤（方419），张氏之清降汤（方770）、寒降汤（方771）亦可用。如大吐血不止，脉见芤弱者，宜独参汤（方32），此本"夺血者，益其气"法。盖有形之血，不能速生，无形之气，急当先固，阳生则阴长，气固则血自不奔脱，实为救危脱险之第一良法。若吐血而见四肢清冷，大便溏薄，小溲清长，面色淡白，唇舌不红，脉迟细弱等症，则为阳虚不能摄阴，阴血因而走溢之寒证，宜甘草干姜汤（方772）、温降汤（方773）之类。如吐血迁延失治，日久不止，由于瘀血为患者，宜用缪希雍氏所说的行血止血法，瘀在上焦者，必伴有胸胁、肩膊等处疼痛、麻木或逆满等症，宜血府逐瘀汤（方774）；瘀在中焦者，则见腹中胀满，腰胁胀痛等症，宜甲乙化土汤（方775）加桃仁、红花、当归、姜黄、蒲黄、五灵脂之类；瘀在下焦者，则伴有腰以下痛，少腹、季胁等处胀满等症，宜芎归失笑散（方776）、牛膝散（方777），便秘者加大黄。

29 呕血 呕出纯血而有声，重则其声如蛙，轻则呃逆，气不畅达，名为呕血。其治法与吐血大致相同，兹不多赘述。唯此多由肝火内旺，鼓动胃中之血上涌所致，症颇危重。患此者，必须清心寡欲，服药静养，庶可望痊；否则，多致不救。如先干呕，后呕血者，宜大柴胡汤（方80）加丹皮、桃仁、当归、蒲黄，或用加味逍遥散（方175）。若因大怒呕血，或肝气横逆，惊狂詈骂而呕血者，宜当归芦荟丸（方60），或犀角地黄汤（方47）加柴胡、枳壳。

30　咯血　喉中咯出血块，或痰中带有血丝、血点者，名为咯血。多由水亏火旺，龙雷之火，上迫于肺，阴血随之上溢，其势似缓，而其症则重。也有认为其血出于心的，或谓出于心、肺、肾三经，皆气多血少，故渐见脉洪而数，身热咳嗽，出血虽少，多致不救。初起宜白扁豆散（方778）去半夏，加生地、藕节，浓磨京墨，送调黑神散（方779），小乌沉汤（方780，此汤可当成散用）各一钱五分。阴虚火旺者，宜清咽太平丸（方781）、八仙长寿丸（方782）加天冬、蒲黄，或用大补阴丸（方480）加蛤粉、丹皮、牛膝、蛤蚧。也可用猪苓汤（方608）加丹皮、蒲黄。

31　肺痿　咳唾涎沫，面目消瘦，行动气短，脉虚而数，名为肺痿。其原因有二：第一，由于汗下失宜，耗伤胃液，不能上输于肺，肺失所养，日渐枯槁，内不能洒陈于六腑，外不能输精于皮毛，以致肺叶日痿，肺管日窒，咳声渐以不扬，胸中脂膜日干，稍动则气喘鸣，冲击连声，始有少量痰涎咳出，治宜顺肺生津，化痰下气，益以培元散火之品，如麦门冬汤（方421）、紫菀散（方783）之类。第二，因肺为火迫，失其清肃而变干燥，脾胃上输之津液，非但不能濡润，反受热灼而为痰浊，咳唾不休，肌肉日削，神疲潮热，久则肺热枯燥，虽投清凉，亦必扞格不入，宜用半夏加入清凉生津药中，借半夏之燥以驱其痰浊，然后清凉之药物，始能发挥其润肺之力。清凉药如玉竹、紫菀、二冬、二地、知母、人参之类。若不咳嗽而唾涎沫，口不渴，小溲频数或遗尿，脉迟者，宜甘草干姜汤（方772）。

32　肺痈　咳吐腥臭浓痰，咳而胸中隐痛，或发寒热，脉浮而滑数者，为肺痈初期证候。继则咳吐脓血，胸痛更著。此证多由肺虚风热壅积，肺气不宣，血行受阻，聚而成毒，久则溃败所致。如咳逆上气，喘鸣迫塞者，宜葶苈大枣泻肺汤（方691）；胀已成者，宜桔梗汤（方784）；咳逆上气，时时唾浊，但坐不得眠者，宜皂荚丸（方785）。通治方，最妙莫如千金苇茎汤（方694）加鱼腥草（重用）、桔梗、川贝、象贝之类；久不愈，身体虚弱者，宜桔梗汤（方784）、桔梗杏仁煎（方786）。单方，如鱼腥草、老鼠刺根、肺形草、薏苡仁等均有效。善后方，可用千金黄昏汤（方787）。

33　哮　呼吸急促，喉中有呀呷之声者，为哮证。此证多见于儿童，虽有盐哮、糖哮、风哮、醋呛哮、水哮、食哮、冷哮、热哮等不同，但主要以冷哮、热哮两种为主，尤以冷哮为多见。冷哮系感受风寒，失于表散，邪伏于肺，或当风饮食，风邪入肺而成，故遇冷则发。症见呼吸迫促，喉中如水鸡声，胸膈饱闷，舌苔白滑，脉沉紧者，宜射干麻黄汤（方788）、冷哮丸（方789）；体虚者，宜温肺汤（方790）；中气不足者，宜补中益气汤（方12）加吴茱萸、钟乳石，并均以三建膏（方791）贴肺俞穴。亦可于三伏中用白芥子（净末）一两，延胡索一两，甘遂、细辛各五钱，共为细末，入麝香五分，杵匀，姜汁调涂肺俞、膏肓等穴，约三炷香时除去，十日后复涂一次，三次即愈。热哮多由痰逆素盛，肺气不宣，症见烦闷不安，喉中呀呷有声，脉滑数者，宜千金汤（方792）、玉涎丹（方793）。未发时补肾为主，如六味地黄丸（方75）、桂附八味丸（方76）、河车大造丸（方794）之类，均可选用。

34 喘 呼吸迫促，甚则张口抬肩，倚息不得卧者，为喘证。现代医学之慢性支气管炎、肺气肿等都属于喘证的范畴。肺主出气，肾主纳气，故喘证系肺肾二脏病。古人认为其标在肺，其本在肾，发时治标（肺），平时治本（肾），都是经验之谈，但亦宜辨别其寒、热、虚、实而分治之。大抵实证以痰为主，如同风寒引发者，必有恶寒或发热，咳嗽气急，舌苔薄白，脉浮滑等症，宜小青龙汤（方795）、华盖散（方796）；由于风热者，必见身热口渴，烦满气急，舌红脉数等症，宜麻杏甘石汤（方302）、定喘汤（方797）；虚证以气为主，肺虚者，多咳嗽口渴，短气懒言，或舌红少苔，身有微热，脉虚而数等症，宜生脉散（方54）；肾阳虚者，多有四肢清冷，恶寒，面色不华，面部或两足浮肿，脉沉细弱等症，宜济生肾气丸（方340）；肾阴虚者，多有腰酸疲倦，头昏耳鸣，口干咽燥，舌红少苔，手足心热，脉沉细数等症，宜都气丸（方392）。一般来说，此证极难根治，通治法，发作时，偏寒者，可用小青龙汤（方795），兼有热象者，宜小青龙加石膏汤（方798）；偏热者，或用麻杏甘石汤（方302）；常发于夏季者，宜夏治哮喘验方（方799）；痰涎壅盛者，宜三子养亲汤（方800）合二陈汤（方42）；倚息不得卧者，均宜《局方》黑锡丹（方801）。又本病患者，除平时注意饮食起居外，宜常服紫河车粉、金匮肾气丸（方30）、河车大造丸（方794）之类，亦可减轻发作。

35 肺风痰热 此证亦属喘证中之一种，多发于小儿，似有传染性，为临床所常见，现代医学名为急性支气管肺炎。其证为发热咳嗽，呼吸迫促，鼻扇痰鸣，乃肺受风热所致，宜麻杏甘石汤（方302）加黄芩、川贝，佐以少量细辛，如兼用西药青霉素注射，则疗效更佳。另有一种高热咳嗽，咳痰如铁锈色者，现代医学叫大叶性肺炎，宜白虎汤（方16）、千金苇茎汤（方694）中加川贝、象贝、鱼腥草、黄芩之类，并可用牛黄醒消丸（方372）。

36 呃逆 呃呃连声，声短而频，名为呃逆，又叫呃忒，古名为哕。此证有虚有实，实则呃声响亮，脉亦有力；虚则呃声低微，脉虚无力。通治方，如丁香柿蒂散（方802）、竹茹橘皮汤（方803）；虚证可结合旋覆代赭汤（方646）。又有热病期中，本不能食，而忽能食，并伴有呃逆者，为除中证，乃至危极险之候，宜大剂附子汤（方34）加丁香、肉桂，间有得生者。

（七）问聋

此问在"问头身"章节已说过。

（八）问渴

问口渴与不渴，亦可了解疾病之寒热，故此问亦颇重要。兹分述于下。

口渴引饮者为热，口不渴为寒。口虽渴而不欲饮者，其原因有二，第一为湿热，第二为阴虚。如发热胸闷，舌苔厚腻，头胀头重，四肢困倦，口渴不欲饮，虽饮亦不多者，为湿热证，宜三仁汤（方21）、藿香正气散（方6）之类；如口舌干燥少津，舌红少苔或无苔，脉细数，口虽渴而不欲饮者，为阴虚液涸之证，宜增液汤（方581）加鲜石斛、芦根之类。凡口渴喜冷饮者为热，口渴喜热饮者为寒。若口渴多饮，频频不休，或伴多食、多尿者，为消渴证，现代医学名为糖尿病。

消渴证有上、中、下三消之分。上消属肺，故亦称肺消；中消属脾，故亦称脾消；下消属肾，故亦称肾消。大抵口渴多饮，饮不解渴，小溲频数，大便如常或秘结者，为上消；消谷善饥，多食反瘦，口渴喜饮，大便坚实者，为中消；饮一溲一，甚则饮一溲二，尿量多于饮量，或小便如膏如油者，为下消。三消证虽各有其特点，但各种症状往往相互并见，有时很难截然划分。此证多由嗜欲不节，或过食膏粱炮炙，酒酪乳浆，或七情过用，或病后血衰，郁火内燔，以致肠胃干涸，在上则津液不能上滋于舌而为上消；在中则使所食之物随火而化，善饥善渴，多食反瘦，而为中消；在下则燥热并于肠胃，口渴而引水不绝，形体消瘦，溺有脂膏，而为下消。在上、中可治，在下则难治。饮一溲一者，可治；饮一溲二者，难治。三消治法，当补肾水阴寒之虚，而泻心火阳热之实，除肠胃之燥热，益身中之阴津，尤宜戒饮酒，远房室，摒厚味，庶可挽回；否则，纵有良方，亦难获效。治上消宜白虎人参汤（方804），以怀山药代粳米，或用生津养血汤（方805）、天花粉散（方806）；治中消亦宜白虎加人参汤（方26），以怀山药代粳米，或用太清饮（方807）、消渴方（方808）、猪肚丸（方809）、冬瓜饮（方810）；治下消宜加减八味丸（方408）、肾气丸（方811）。由于消渴证大都属于阴虚阳亢，热盛伤津之证，故不论上消、中消或下消，如迁延失治，亦可转变为肺痿或手足偏废，以及痈疽等证。通治方，如黄芪六一汤（方812）、人参麦冬汤（方813）、玄菟丹（方814）、当归润燥汤（方815）、生津饮（方816）、黄芪竹叶汤（方817）、竹龙散（方818）、栝楼汤（方819）、甘草石膏汤（方820）、双补丸（方821）等，均可选用。

（九）问旧病

旧病是旧有病，即以前曾患过的病。问旧病，可以了解一些疾病的来龙去脉，并可推测一些疾病的轻重，有时亦可作为治疗的依据。所以问旧病，也是非常重要的。它和现代医学详问病史，完全一样。通过这一问，即可了解新病和旧病是否有关系，如果有关系，亦必有蛛丝马迹可寻。如旧患休息痢，现感胁肋（期门穴）胀痛，则为将发肝痈之兆。若旧患疟疾，反复发作，现左胁下有痞块，则知为疟母。又如疟后变痢，为病危重，难治；痢后转疟，为病减轻，易愈。俗语说"疟后痢疾，两脚笔直；痢疾转疟，勿用吃药"，即指此而言。再如先痢后泻为病退，先泻后痢为病进，前者易愈，后者难医。若妇人因经闭而后生他病，则调其经，不治其病，经调其病自愈；如因病而后经闭者，则治其病，不调其经，病愈而经自调。又如水肿病，先肿而后喘者，治在脾；先喘而后肿者，治在肺。余如因新病而引起旧病，则宜先治其新病，不治其旧病。若旧病较剧时，则稍稍兼顾之。

（十）问因

因，是指得病的原因。问因，是问此次得病之原因。盖疾病之原因虽多，但概括起来，不外外感、内伤两者，故问其未病之前是否有外感六淫之伤，是否有内伤七情之伤，是否有饥饱劳役房室之伤。通过详细的询问，往往可以获得一些致病的因素。如因受风寒而致病者为伤风寒；因终日奔走或操作于暑日之下而致病者，为伤暑；因淋雨而致病者，为伤湿；因燥火之气而致病者，为伤火；因固食厚味或生冷而致病者，为伤食；因七情过用而致病者，为七情内伤；如因饥饱劳役房室所伤而致病者，亦属内伤之类，不过有伤脾胃与伤肾的不同而已。病因既明，然后针对其原因而治之，疗效自然会更好，所以问因亦极重要。

（兼）问服药

（陈修园改进的《十问歌》除了十问外，还有"再兼服药参机变"一说，所以此处就把"问服药"作为兼问而附于十问之后。）

如病人已经经他医治疗，就要检阅前医之处方，并问其服药后的情况，我们从病人服药所起的反应，亦可探索一些病情。如服凉药较舒的，多属热证；服热药较舒的，多属寒证；服补药较好的，多属虚证；服汗、下药较好的多属实证。凡此之类，都可给我们提供温、凉、补、泻的依据。又如审系热证，服凉药而不效，或审系寒证，服热药而无功，就当考虑是否如《内经》所谓"诸寒之而热者，取之阴；诸热之而寒者，取之阳"，而宜用"壮水之主，以制阳光；益火之原，以消阴翳"，所谓"求其所属"也。亦有热证用凉药而热不解，寒证用热药而效不著，虚证用补药而无显效，实证用汗、下药竟无功，则多由辨证欠精，故立法虽无谬误，而选方用药却未能恰当，所以仍难获效。亦有已用过对证方药而仍无效者，此无他，由于病重药轻，用药不及彀也。如上所述，我们临床时必须详细询问，进一步加以辨别和分析，寻求其不效或有效之原因，而选用适当的方药，自能收到预期的效果。

方 剂

　　以下罗列的，是本书所涉及的 821 张药方，包括了药方的编号、方名以及各药方的药物组成等简略情况，其中的编号和方名都用黑体字表示。这些药方中的药物一般都不记载分量，原因在于疾病各有轻重缓急之异，服者又有年龄大小之别，自不能取用固定的药量。各药的分量宜根据不同的具体情况随时斟酌。

1　麻黄汤

　　麻黄　桂枝　杏仁　炙甘草

2　桂枝汤

　　桂枝　芍药　甘草　大枣　生姜

3　银翘散

　　宜买成药服用。无成药，则可依下方抓药，水煎服：银花　连翘　桔梗薄荷　竹叶　甘草　荆芥穗　淡豆豉　牛蒡子

4　桑菊饮

　　桑叶　菊花　杏仁　薄荷　桔梗　连翘　芦根　甘草

5　羌活胜湿汤

　　羌活　独活　藁本　防风　川芎　炙甘草　蔓荆子

6　藿香正气散

　　藿香　大腹皮　白芷　紫苏　茯苓　半夏曲　白术　陈皮　厚朴　苦桔梗　炙甘草

7　香苏饮

　　香附　苏叶　防风　陈皮　甘草　生姜

8　葱豉汤

　　葱白　香豉

9 荆防败毒散

荆芥　防风　羌活　独活　柴胡　前胡　枳壳　茯苓　桔梗　川芎　甘草

10 参苏饮

人参　紫苏叶　葛根　半夏　前胡　茯苓　枳壳　木香　桔梗　陈皮　甘草　生姜　大枣

11 仙方活命饮

白芷　贝母　防风　赤芍药　当归尾　甘草节　皂角刺(炒)　穿山甲(炙)天花粉　乳香　没药　金银花　陈皮

12 补中益气汤

黄芪　白术　陈皮　升麻　柴胡　人参　甘草　当归身

13 小柴胡汤

柴胡　半夏　人参　甘草　黄芩　生姜　大枣

14 蒿芩清胆汤

青蒿　黄芩　枳壳　竹茹　陈皮　半夏　茯苓　碧玉散

15 葛根黄芩黄连汤

葛根　黄芩　黄连　炙甘草

16 白虎汤

石膏　知母　甘草　粳米

17 调胃承气汤

酒浸大黄　炙甘草　芒硝

18 小承气汤

大黄　厚朴　枳实

19 大承气汤

厚朴　枳实　大黄　芒硝

20 苍术白虎汤

苍术　石膏　知母　甘草　人参　粳米

21 三仁汤

杏仁　白蔻仁　薏苡仁　飞滑石　白通草　厚朴　半夏　竹叶

22 青蒿鳖甲饮

银柴胡　鳖甲　青蒿　生地黄　赤芍　胡黄连　知母　地骨皮　甘草

23 秦艽鳖甲散

制用方法：秦艽、鳖甲（去裙襕，酥炙，用九肋者）、柴胡、地骨皮各一两，当归、知母各半两，共研末。每次用半两，水煎服。

24 清骨散

银柴胡　胡黄连　秦艽　鳖甲　地骨皮　青蒿　知母　甘草

25 地骨皮散

制用方法：地骨皮、秦艽、柴胡、制枳壳、知母、当归、川芎、醋炙黄鳖甲、川芎各半两，炙甘草一分。上药为末，每取三钱，加桃、柳枝各七寸，及生姜三片、乌梅一个同煎，空腹及临睡前各一服。

26 白虎加人参汤

制用方法：取知母六两，石膏、炙甘草各二两，人参三两和粳米六合，加水一斗，煮至米熟，去滓，每次温服一升，日三服。

27 王氏清暑益气汤

西洋参　西瓜翠衣　石斛　麦冬　荷梗　黄连　竹叶　知母
粳米　甘草

28 黄芪建中汤

黄芪　桂枝　白芍　生姜　炙甘草　大枣　饴糖

29 附子理中汤

大附子　人参　干姜　白术　炙甘草

30 金匮肾气丸

生地　山药　山茱萸　泽泻　茯苓　牡丹皮　桂枝　附子

31 真武汤

茯苓　芍药　附子　白术　生姜

32 独参汤

高丽参

33　炙甘草汤

炙甘草　生姜　桂枝　人参　生地黄　麦门冬　麻仁　大枣　阿胶

34　附子汤

制附子　茯苓　人参　白术　芍药

35　四逆汤

制附子　干姜片　炙甘草

36　承气汤

大黄　厚朴　枳实　甘草　芒硝

37　三黄石膏汤

黄连　黄柏　黄芩　石膏　栀子　麻黄　香豉

38　凉膈散

芒硝　大黄　栀子　连翘　黄芩　甘草　竹叶　薄荷

39　玉泉散

石膏　甘草

40　玉屏风散

防风　黄芪　白术

41　补阳汤

黄柏　橘皮　葛根　连翘　蝎梢　升麻　黄芪　柴胡　地龙　麻黄
当归身　吴茱萸　生地黄　炙甘草

42　二陈汤

半夏　橘红　茯苓　甘草

43　大补黄芪汤

炙黄芪　肉苁蓉　熟地黄　白茯苓　党参　白术　当归　川芎　肉桂
防风　山茱萸　五味子　炙甘草　生姜　大枣

44　灵砂丹

硇砂　朱砂

45　十全大补汤

人参　肉桂　川芎　生地　茯苓　白术　黄芪　当归　白芍　甘草

46 **桃仁承气汤**

桃仁 桂枝 大黄 元明粉 甘草

47 **犀角地黄汤**

犀角 生地 芍药 丹皮

48 **茵陈五苓散**

茵陈 猪苓 茯苓 白术 泽泻 桂枝

49 **茵陈蒿汤**

茵陈 栀子 大黄

50 **小半夏汤**

半夏 生姜

51 **保和丸**

焦山楂 炒六神曲 制半夏 茯苓 陈皮 连翘 炒莱菔子 炒麦芽

52 **黄芪汤**

黄芪 赤芍 丹皮 桔梗 瓜蒌 鱼腥草 生大黄

53 **人参养荣汤**

黄芪 当归 肉桂 陈皮 白术 人参 白芍 熟地 茯苓 远志
五味子 炙甘草 生姜 大枣

54 **生脉散**

人参 麦冬 五味子

55 **当归六黄汤**

当归 黄芩 黄连 黄柏 黄芪 生地黄 熟地黄

56 **四制白术散**

制备方法：取适量白术分作四份，一份用黄芪同炒，一份用石斛同炒，一份用牡蛎同炒，一份用麸皮同炒，皆以炒干为度，再拣去同炒之药以成散。

57 **川芎茶调散**

川芎 白芷 羌活 细辛 防风 荆芥 薄荷 甘草

58 **补肝养荣汤**

当归 川芎 白芍 熟地 陈皮 杭菊 甘草

59 **龙胆泻肝汤**

龙胆草　车前子　栀子　黄芩　木通　泽泻　柴胡　当归　生地　甘草

60 **当归芦荟丸**

当归　芦荟　黄柏　黄芩　大黄　黄连　栀子　龙胆草　青黛　木香　甘草

61 **张氏镇肝熄风汤**

怀牛膝　川楝子　赭石　龙骨　牡蛎　龟板　杭芍　玄参　天冬　麦芽　茵陈　甘草

62 **羌活附子汤**

羌活　附子　黄芪　黄柏　苍术　防风　升麻　姜蚕　白芷　甘草

63 **黄连上清丸**

一般用成药。其通常的组成药物是：黄连　连翘　防风　荆芥　白芷　黄芩　菊花　桔梗　川芎　石膏　旋覆花　薄荷　甘草　炒蔓荆子　姜制栀子　酒炒大黄　酒炒黄柏

64 **芎辛散**

川芎　细辛　苍术　甘草　干姜

65 **选奇汤**

炙甘草　羌活　防风　酒黄芩

66 **清震汤**

升麻　苍术　荷叶

67 **三才汤**

人参　天冬　生地

68 **参附汤**

人参　制附子　青黛

69 **半夏白术天麻汤**

半夏　白术　天麻　茯苓　橘红　甘草　生姜　大枣

70 **建瓴汤**

怀山药　怀牛膝　赭石　龙骨　牡蛎　怀地黄　生杭芍　柏子仁

71 **驯龙汤**

龙齿　珍珠母　羚羊角　杭菊　生地　当归　白芍　薄荷　沉香　续断
独活　红枣　钩藤

72 **大黄散**

大黄　山栀　郁金　甘草

73 **滚痰丸**

大黄　黄芩　礞石　沉香

74 **保元汤**

鲫鱼　瘦牛肉　猪蹄　山楂　红枣

75 **六味地黄丸**

熟地黄　山茱萸　牡丹皮　怀山药　茯苓　泽泻

76 **桂附八味丸**

肉桂　附子　熟地　山药　泽泻　茯苓　山茱萸　牡丹皮

77 **左归饮**

熟地　山药　枸杞　炙甘草　茯苓　山茱萸

78 **右归饮**

熟地　炒山药　山茱萸　枸杞　甘草　姜制杜仲　肉桂　制附子

79 **七制固脂丸**

制备方法：取固脂10斤，一制淘米水浸一夜，晒七日；二制用黄柏2斤，
熬浓汁，泡一夜，晒七日；三制杜仲、四制生盐、五制鱼膘、六制核桃肉，
俱照前；七制黑枣、糯米共煮粥，将六制固脂磨成细末加入，和匀捣
融为丸，如梧桐子大。

80 **大柴胡汤**

柴胡　黄芩　大黄　枳实　半夏　白芍　大枣　生姜

81 **八珍汤**

人参　茯苓　白术　当归　川芎　白芍　熟地　甘草

82 **三辛散**

细辛　桂心　干姜

83 普济消毒饮

牛蒡子　黄芩　黄连　桔梗　连翘　玄参　升麻　柴胡　陈皮　僵蚕
薄荷　马勃　板蓝根　甘草

84 黄连解毒汤

黄连　黄柏　黄芩　栀子

85 导痰汤

半夏　橘红　茯苓　枳实　南星　甘草　生姜

86 小芎辛汤

川芎　细辛　白术　炙甘草

87 祛风清上散

酒黄芩　白芷　羌活　防风　柴胡　川芎　荆芥　甘草

88 牵正散

白附子　白僵蚕　全蝎

89 大秦艽汤

秦艽　石膏　甘草　川芎　当归　白芍　羌活　独活　黄芩　防风
白术　白芷　茯苓　生地　熟地　细辛

90 四物汤

熟地　当归　白芍　川芎

91 柴胡葛根汤

柴胡　干葛　黄芩　桔梗　连翘　石膏　升麻　甘草　天花粉　牛蒡子

92 四顺清凉饮

连翘　赤芍　羌活　防风　当归　山栀　大黄　甘草

93 托里消毒散

人参　炒黄芪　当归　川芎　炒芍药　炒白术　陈皮　茯苓　金银花
连翘　白芷　甘草

94 牛蒡甘桔汤

牛蒡子　桔梗　陈皮　天花粉　黄连　川芎　赤芍　甘草　苏木

95 二味拔毒散

雄黄　白矾

96 托里透脓汤

人参　炒白术　炮山甲　白芷　升麻　甘草节　全当归　生黄芪　皂角刺　炒青皮

97 护心散

真绿豆粉　乳香　加灯心同研和匀

98 杭菊饮

熟附子　杭菊　决明子

99 五味消毒饮

金银花　野菊花　蒲公英　紫花地丁　紫背天葵子

100 蟾酥丸

川乌　莲花蕊　朱砂　乳香　没药　轻粉　蟾酥　麝香

101 飞龙夺命丹

天南星　雄黄　巴豆　黄丹　乳香　硇砂　信石　去头足斑蝥　麝香

102 七星剑汤

麻黄　野菊花　半枝莲　蚤休　地丁草　苍耳子　豨莶草

103 疔疮丸

巴豆仁　明雄黄　生大黄

104 地丁饮

地丁　野菊花　银花　连翘　黑山栀　半枝莲　蒲公英　草河车　生甘草

105 菊花饮

生地　当归　柴胡　花粉　黄连　天冬　麦冬　菊花　甘草

106 牛蒡解肌汤

牛蒡子　薄荷　荆芥　连翘　山楂　丹皮　石斛　玄参　夏枯草

107 黄连消毒饮

黄连　黄柏　苏木　桔梗　生地　知母　归尾　防风　泽泻　甘草

108 黄连泻心汤

黄连　山栀　荆芥　黄芩　连翘　木通　薄荷　牛蒡子　甘草

109 温胆汤

半夏　竹茹　枳实　陈皮　茯苓　甘草

110 透脓散

黄芪　川芎　当归　炮山甲　皂角针

111 消疬丸

夏枯草　连翘　蓖麻仁

112 舒肝溃坚汤

夏枯草　炒僵蚕　香附　煅石决明　当归　白芍　陈皮　柴胡　川芎
炮山甲　红花　片姜黄　甘草

113 小金丹

白胶香　制草乌　五灵脂　地龙　制木鳖　制没药　制乳香　当归身
麝香　陈墨

114 天葵丸

紫背天葵　海藻　海带　昆布　贝母　桔梗　海螵蛸

115 益气养荣汤

当归　川芎　白芍　熟地　人参　白术　茯苓　甘草　桔梗　橘皮
贝母　香附　黄芪　柴胡

116 香贝养荣汤

白术　人参　茯苓　陈皮　熟地　川芎　当归　贝母　香附　白芍
桔梗　甘草

117 天花散

天花粉　生地黄　葛根　麦冬　五味子　甘草

118 葛根汤

葛根　麻黄　桂枝　芍药　炙甘草　生姜　大枣

119 栝楼桂枝汤

栝楼根　桂枝　白芍　甘草　生姜　大枣

120 **桂枝加葛根汤**

桂枝 芍药 生姜 炙甘草 大枣 葛根

121 **五虎追风散**

蝉 天南星 明天麻 带尾全虫 炒僵蚕

122 **木萸散**

木瓜 吴茱萸 食盐

123 **玉真散**

白附子 天南星 天麻 白芷 防风 羌活

124 **达郁汤**

升麻 柴胡 川芎 香附 桑皮 橘叶 白蒺藜

125 **镇肝明目羊肝丸**

羖羊肝 官桂 柏子仁 羌活 菊花 炒白术 五味子 细辛 炒川
黄连

126 **复明丸**

炉甘石 铜绿 乳香 白垩 枯矾

127 **开光复明丸**

冬青子 活蝙蝠 夜明砂 枸杞 熟地 炒绿豆壳 川黄连 白术
辰砂

128 **本事羊肝丸**

黄连 白羊肝

129 **猪苓散**

猪苓 茯苓 白术

130 **蕤仁丸**

蕤仁 炒决明子 秦皮 车前子 甘菊花 黄连 防风 蓝实 槐子
柴胡 人参 白茯苓 山芋 川芎 炒大黄 炙甘草

131 **摩顶膏**

空青 青盐 槐子 木香 附子 牛酥 鹅脂 龙脑 丹砂 旱莲草汁

132 羚羊羌活汤

羚羊角屑　羌活　黄芩　人参　制附子　泽泻　山茱萸　秦艽　决明子
车前子　青葙子　炙甘草　黄芪　柴胡

133 益气聪明汤

黄芪　甘草　芍药　黄柏　人参　升麻　葛根　蔓荆子

134 驱风散热饮子

连翘　炒牛蒡子　羌活　苏薄荷　大黄　赤芍药　防风　当归尾　甘草
山栀仁　川芎

135 桑白皮散

桑白皮　赤茯苓　汉防己　木香　紫苏子　微炒郁李仁　木通　大腹皮
槟榔　陈皮

136 泻火散风汤

夏枯草　龙胆草　黄芩　苦丁茶　白芷　藁本　竹叶　荷叶

137 石决明散

石决明　人参　茯苓　车前子　细辛　防风　大黄　茺蔚子　桔梗

138 防风汤

防风　黄芪　茺蔚子　桔梗　五味子　细辛　炒大黄

139 栀子胜奇散

蛇蜕　草决明　川芎　荆芥穗　炒蒺藜　谷精草　菊花　防风　羌活
黄芩　密蒙花　炙甘草　蔓荆子　木贼草　山栀子

140 还睛散

车前子　人参　细辛　桔梗　防风　茺蔚子　川芎　甘菊花　熟地黄

141 吹霞散

白丁香　白及　白牵牛

142 羌活退翳丸

炮黑附子　寒水石　酒防己　酒炒知母　牡丹皮　羌活　川芎　酒黄柏
生地　丹参　茺蔚子　当归身　柴胡　熟地　芍药

143 泻肾汤

芒硝　大黄　茯苓　黄芩　生地黄汁　菖蒲　磁石　玄参　细辛　甘草

144 磁朱丸

神曲　磁石　朱砂

145 调气汤

代赭石　旋覆花　牛膝　丹参　栝楼　郁金　白芍　柴胡　陈皮　枳壳
苏梗　桔梗　木香

146 滋阴地黄丸

熟地　山药　白茯苓　牡丹皮　泽泻　天冬　生地　麦冬　酒炒知母
贝母　当归　山茱萸　香附米

147 清肾抑阳丸

寒水石　黄柏　生地黄　知母　枸杞　黄连　茯苓　独活　决明子
当归　白芍

148 抑阳酒连散

生地黄　独活　黄柏　防风　知母　防己　蔓荆子　前胡　羌活　白芷
生甘草　酒制黄芩　寒水石　栀子　酒制黄连

149 还阴救苦汤

桔梗　连翘　红花　细辛　当归身　炙甘草　龙胆　苍术　黄连片
羌活　升麻　柴胡　防风　藁本　知母　地黄　黄柏　黄芩　川芎

150 搐鼻碧云散

鹅不食草　青黛　川芎

151 补肝散

夏枯草　香附

152 雀目泻肝汤

芒硝　大黄　白芍药　桔梗　黄芩　防风

153 羊肝丸

黄连末　白羊子肝

154 柴胡清肝散

柴胡　黄芩　人参　生地　当归　赤芍　连翘　甘草　焦山栀

155 加减芦荟丸

芦荟　宣黄连　胡黄连　枳实　青皮　青黛　木香　山楂肉　麦芽
麝　干蛤蟆

156 通明利气汤

炒苍术　白术　香附　生地黄　槟榔　炒陈皮　贝母　黄连　黄芩
炒黄柏　川芎　栀子仁　玄参　木香　炙甘草

157 左慈丸

磁石　柴胡　地黄　山萸肉　丹皮　茯苓　泽泻

158 补肾丸

山茱萸　干姜　巴戟天　芍药　泽泻　桂心　菟丝子　黄芪　生地
远志　蛇床子　石斛　当归　细辛　苁蓉　牡丹　人参　甘草　附子
菖蒲　羊肾　防风　茯苓

159 龙荟丸

柴胡　甘草　青皮　黄连　大黄　当归　木香　草龙胆　芦荟　川芎

160 防风通圣散

防风　大黄　芒硝　荆芥　麻黄　栀子　芍药　连翘　甘草　桔梗
川芎　当归　石膏　滑石　薄荷　黄芩　白术

161 礞石滚痰丸

煅礞石　沉香　黄芩　熟大黄

162 排风汤

白鲜皮　当归　肉桂　芍药　杏仁　麻黄　甘草　防风　川芎　独活
茯苓　白术

163 桂星散

肉桂　川芎　当归　细辛　净石　菖蒲　炒蒺藜　木通　木香　麻黄
甘草　大南星　白芷梢

164 复元通气散

炒舶上茴香　陈皮　甘草　炮山甲　南木香　白牵牛　延胡索

165 养正丹

水银　硫黄　朱砂　黑锡

166 和剂流气饮

橘红　青皮　紫苏叶　制浓朴　炒香附　炙甘草　木通　大腹皮　丁皮
槟榔　辣桂　木香　草果仁　煨蓬莪术　藿香叶　麦冬　人参　白术
木瓜　赤茯苓　石菖蒲　白芷　制半夏　制枳壳

167 沉香降气汤

香附　沉香　缩砂仁　炙甘草

168 清肝汤

川芎　当归　白芍　柴胡　炒山栀　牡丹皮

169 玄参贝母汤

防风　天花粉　贝母　炒黄柏　白茯苓　玄参　蔓荆子　白芷　天麻
甘草　法半夏

170 救痒丹

龙骨　冰片　皂角刺烧灰存性

171 柴胡清肝汤

川芎　当归　白芍　生地黄　柴胡　黄芩　山栀　天花粉　防风
牛蒡子　连翘　甘草

172 乌龙膏

木鳖肉　半夏　草乌　陈小粉

173 栀子清肝汤

柴胡　栀子　牡丹皮　茯苓　川芎　芍药　当归　牛蒡子(炒)　甘草

174 硇砂散

硇砂　轻粉　冰片　雄黄

175 加味逍遥散

当归　芍药　茯苓　炒白术　柴胡　牡丹皮　山栀　炙甘草

176 四妙汤

黄芪　当归　金银花　甘草

177 抑肝消毒散

山栀　柴胡　黄芩　连翘　防风　荆芥　甘草　赤芍　归尾　灯心
金银花

178 清上散

川郁金　甘草　北桔梗　天花粉　干葛　薄荷叶各等分

179 清心丹

炒黄连　滑石　甘草　辰砂　薄荷　犀角屑

180 清黄散

防风　滑石　炙甘草　炒栀子　藿香　酒黄连

181 红棉散

制用方法：枯矾、熟炉甘石各五分，干胭脂粉二分半，麝香少许，冰
片一分，共研为细末。用时涂患处。

182 四圣散

炮天麻　麻黄　全蝎　破故纸

183 清衄汤

当归　芍药　生地　炒香附　黄芩　炒栀子　黄连　赤芍　桔梗　柏叶
藕节　甘草

184 止血立应散

大黄　青黛　炒槐花　血余炭

185 玉女煎

石膏　熟地黄　知母　麦冬　牛膝

186 止衄散

黄芪　当归　赤茯苓　白芍药　生地　阿胶

187 三黄补血汤

丹皮　黄芪　升麻　当归　柴胡　熟地　川芎　生地　白芍

188　千金当归汤

当归　炮姜　芍药　阿胶　黄芩

189　当归补血汤

黄芪　当归

190　四生饮

生地黄汁　生藕汁　生刺蓟汁　生姜汁　白药子

191　艾柏饮

艾叶　柏子仁　山萸肉　丹皮　大生地　白莲肉　真山药　泽泻　生荷叶

192　取渊汤

辛夷　当归　柴胡　炒栀子　玄参　贝母

193　奇授藿香丸

藿香连枝叶

194　辛夷消风散

辛夷　黄芩　薄荷　甘菊　川芎　桔梗　防风　荆芥　甘草　生地　赤芍

195　苍耳散

苍耳子　辛夷　白芷　薄荷

196　天萝散

丝瓜藤近根三五寸许,烧存性

197　六味地黄汤

熟地　山茱萸肉　丹皮　泽泻　山药　茯苓

198　黄芩汤

黄芩　栀子仁　炒大黄　炙甘草

199　解郁汤

柴胡　黄连　黄芩　黄芪　地骨皮　生地　熟地　白芍

200　辰砂定痛膏

煅石膏　胡黄连　辰砂　冰片

201 黄连膏

黄连 当归 生地 黄柏 姜黄 香油 黄蜡

202 辛夷清肺饮

辛夷 黄芩 山栀 麦门冬 百合 石膏 知母 甘草 枇杷叶 升麻

203 白降丹

朱砂 雄黄 水银 硼砂 火硝 食盐 白矾 皂矾

204 五福化毒丹

玄参 桔梗 赤苓 人参 黄连 龙胆草 青黛 芒硝 甘草 冰片
朱砂金箔为衣

205 蝉蜕散

蝉蜕 地骨皮 宣黄连 菊花 白术 苍术 牡丹皮 草龙胆 甜瓜子

206 青金散

芒硝 青黛 乳香 没药

207 麻黄宣肺酒

麻黄 麻黄根 酒

208 凉血四物汤

当归 生地 川芎 赤芍 炒黄芩 赤茯苓 陈皮 红花 生甘草

209 四物二陈汤

当归 川芎 白芍 熟地 陈皮 半夏 茯苓 甘草 桔梗 栝楼

210 黄连阿胶丸

黄连 阿胶

211 升麻和气饮

干姜 熟枳壳 干葛 熟苍术 桔梗 升麻 当归 熟半夏 茯苓
白芷 陈皮 甘草 芍药 大黄

212 泻青丸

龙胆 酒炒大黄 防风 羌活 栀子 川芎 当归 青黛

213 栀子仁丸

栀子仁

214 **颠倒散**

大黄　硫黄

215 **清胃散**

升麻　黄连　当归　生地　丹皮

216 **归脾汤**

白术　人参　黄芪　当归　甘草　茯苓　远志　酸枣仁　木香　龙眼肉
生姜　大枣

217 **甘露饮**

生地　熟地　天冬　麦冬　黄芩　石斛　枳实　甘草　枇杷叶　山茵
陈叶

218 **苏子降气汤**

紫苏子　半夏　当归　甘草　前胡　厚朴　肉桂

219 **泻白散**

桑白皮　地骨皮　粳米　甘草

220 **兰香饮子**

生石膏　知母　炙甘草　人参　甘草　兰香　防风　升麻　桔梗　连翘
半夏　白豆蔻

221 **六君子汤**

人参　白术　茯苓　炙甘草　陈皮　半夏

222 **左金丸**

黄连　吴茱萸

223 **平胃散**

苍术　厚朴　陈橘皮　甘草

224 **理中汤**

人参　白术　炙甘草　干姜

225 **导赤散**

木通　生地　竹叶　甘草梢

226 清胃汤

升麻　黄连　生地　山栀　甘草　干葛　石膏　犀角

227 连理汤

人参　白术　炙甘草　干姜　茯苓　黄连

228 没药散

没药　独活　微炒蚕沙　川芎　防风　蔓荆子　当归　赤芍　桂心
炙虎胫骨

229 乳香散

乳香　木香　当归　川芎　微炒吴茱萸　没药　硇砂

230 清热泻脾散

炒山栀　生地黄　黄芩　赤苓　煅石膏　黄连

231 冰硼散

冰片　煅硼砂　朱砂　玄明粉

232 青液散

青黛　朴消　冰片

233 驱腐丹

炒五倍子　硼砂

234 三黄解毒汤

黄柏　黄芩　黄连　山栀　大黄

235 加味连理汤

炒白术　人参　茯苓　黄连　干姜　炙甘草

236 升麻汤

升麻　黄芩　射干　人参　犀角　甘草

237 圣济阿胶散

阿胶　生地　人参　黄柏　黄芪　蝉壳　甘草

238 必胜散

熟地　小蓟　乌梅肉　人参　微炒蒲黄　川当归　川芎

239　加减凉膈散

连翘　栀子　薄荷叶　淡竹叶　黄芩　桔梗　生甘草

240　五和汤

当归　赤茯苓　炙甘草　大黄　麸炒枳壳

241　百解散

干葛　升麻　赤芍药　黄芩　麻黄　薄桂　甘草

242　当归连翘汤

当归尾　连翘　川白芷　煨大黄　甘草

243　青黛散

青黛　石膏　滑石　黄柏

244　一捻金散

雄黄　硼砂　甘草　冰片

245　三黄汤

黄芩　黄连　栀子　石膏　乌梅　赤芍　桔梗　陈皮　茯苓　白术
甘草

246　紫金锭

山慈菇　红大戟　千金子霜　五倍子　麝香　朱砂　雄黄

247　知柏地黄丸

知母　熟地　黄柏　山药　茯苓　泽泻　牡丹皮　制山茱萸

248　青果散

青果　乌梅　山楂

249　黑雪丹

冰片　食盐　干姜　玄明粉　月石　朱砂　百草霜　蒲黄

250　清凉甘露饮

犀角　银柴胡　茵陈　石斛　枳壳　麦门冬　甘草　生地　黄芩　知母
枇杷叶

251　牙痛验方

珠儿参切成片于痛齿处咬住

252 定痛羌活汤

羌活 防风 川芎 生地 升麻 细辛 荆芥 独活 薄荷 石膏
甘草

253 石膏汤

石膏 麻黄 黄芩 黄柏 黄连 香豉 山栀子

254 加味地黄汤

大熟地 山萸肉 山药 骨碎补 泽泻 牡丹皮 白茯苓

255 止血四物汤

生地 当归 白芍 川芎 大黄 青黛 人参 山茶花

256 独活散

独活 防风 藁本 蔓荆子 羌活 薄荷 生地 细辛 川芎 甘草

257 三因安肾丸

炒补骨脂 炒葫芦巴 炒茴香 炒川楝子 炒续断 山药 炒杏仁
白茯苓 炒桃仁

258 金鉴升阳散火汤

升麻 葛根 蔓荆子 炒白芍 防风 羌活 独活 炙甘草 人参
柴胡 香附 炒僵蚕 川芎

259 升麻石膏汤

升麻 石膏 防风 荆芥 归尾 赤芍 连翘 桔梗 甘草 薄荷
黄芩 灯心

260 清阳散火汤

升麻 白芷 黄芩 牛蒡子 连翘 石膏 防风 当归 荆芥 白蒺藜
甘草

261 中和汤

人参 制厚朴 当归 防风 白芷 肉桂 桔梗 川芎 白芍药 沉香
檀香 乳香 藿香叶 紫苏叶 黄芪 甘草

262 阳和汤

熟地 肉桂 白芥子 姜炭 生甘草 麻黄 鹿角胶

263 **犀黄丸**

牛黄 乳香 没药 麝香 黄米饭

264 **拔疔散**

硇砂 朱砂 白矾 食盐

265 **二参汤**

党参 丹参

266 **芦荟消疳散**

芦荟 胡黄连 石膏 羚羊角 栀子 牛蒡子 银柴胡 桔梗 大黄
黑参薄荷 甘草

267 **清疳解毒汤**

人中黄 川黄连 柴胡 知母 连翘 炒牛蒡子 犀角片 黑参 荆芥
防风 煅石膏

268 **当归散**

当归 黄芩 芍药 川芎 白术

269 **三棱散**

三棱 香附 青皮 人参 益智仁 陈皮 麸炒枳壳 炒神曲 生谷芽
法半夏 蓬莪术 大黄 紫苏 炙甘草

270 **槟榔散**

槟榔 黄连 木香

271 **人参茯苓粥**

人参 茯苓 粳米

272 **芦荟散**

黄柏 人言（纳红枣中烧存性） 芦荟

273 **立效散**

细辛 炙甘草 升麻 防风 龙胆草

274 **清咽利膈汤**

玄参 升麻 炒桔梗 炙甘草 茯苓 炒黄连 炒黄芩 牛蒡子 防风
炒芍药

275 金锁匙

金锁匙这首方剂，可指雄黄与巴豆共研末之剂。

中药材金锁匙，也可指木防己，是防己科植物木防己或毛木防己的根。宜春、秋两季采挖，而以秋季采取来的根质量为好。挖取其根后，经洗净、晒干，最终研磨成粉，以备作涂、吹等用。

276 通关散

猪牙皂　鹅不食草　细辛

277 喉痹饮

桔梗　荆芥　玄参　牛蒡　贝母　薄荷　僵蚕　前胡　忍冬花　花粉
甘草　灯心

278 夺命无忧散

煅寒水石　玄参　黄连　贯众　山豆根　荆芥　甘草　硼砂　滑石
砂仁　茯苓

279 百灵丸

猪牙皂　麝香　梅花冰片　射干片　炒牛蒡　玄参　苦桔梗　净滑石
净雄黄　生甘草

280 玉露散

寒水石　生石膏　生甘草

281 金银花露

金银花

282 清咽双和饮

桔梗　银花　当归　赤芍　生地　玄参　赤苓　荆芥　丹皮　川贝
甘草　甘葛　前胡

283 知柏八味丸

熟地黄　山茱萸　山药　泽泻　牡丹皮　白茯苓　知母　黄柏

284 清凉利膈汤

连翘　黄芩　甘草　桔梗　荆芥　防风　党参　大黄　朴硝

285 清燥汤

黄连　酒黄柏　柴胡　麦冬　当归身　生地　炙甘草　猪苓　建曲
人参　茯苓　升麻　橘皮　白术　泽泻　苍术　黄芪　五味子

286 疏风清热汤

荆芥　防风　牛蒡子　甘草　银花　连翘　桑白皮　赤芍　桔梗　黄芩
花粉　玄参　浙贝

287 养阴清肺汤

生地　麦冬　甘草　玄参　贝母　丹皮　薄荷　炒白芍

288 荆防败毒散加减

荆芥　防风　薄荷　苍耳子　菊花　羌活　川芎　生姜　甘草

289 减味清咽利膈汤

连翘　栀子　鼠粘子　黄芩　防风　荆芥　金银花　玄参　桔梗　黄连

290 加减麻杏甘石汤

麻黄　石膏　浙贝母　杏仁　炙僵蚕　鲜竹叶　射干　白莱菔汁　生
甘草　连翘　薄荷叶　玄参

291 加减黑膏汤

淡豆豉　薄荷叶　连翘壳　炙僵蚕　鲜生地　熟石膏　赤芍　蝉衣
象贝　鲜石斛　浮萍草　鲜竹叶　茅根　芦根　甘草

292 加减犀豉饮

犀角粉　牛蒡子　金银花　豆豉　桔梗　连翘　山栀　马勃　浙贝
蝉衣　赤芍　玄参　甘草

293 加减犀角地黄汤

犀角　木通　生地　芍药　红花　紫草　茯苓　甘草　鲜车前草　鲜
地骨皮

294 紫雪丹

石膏　寒水石　磁石　滑石　犀角　羚羊角　木香　沉香　玄参　升麻
甘草　丁香　朴硝　硝石　麝香　朱砂

295 至宝丹

犀角　玳瑁　琥珀　朱砂　雄黄　牛黄　龙脑　麝香　安息香　金箔
银箔

296 安宫牛黄丸

牛黄　水牛角浓缩粉　人工麝香　珍珠　朱砂　雄黄　黄连　黄芩
栀子　郁金　冰片

297 清咽养荣汤

西洋参　生地　茯神　麦冬　白芍　天花粉　天门冬　玄参　知母
炙甘草

298 玉锁匙

制备方法：明矾一两，放银罐内溶化，再下巴豆二十一粒，候矾枯取起，
放在地上，隔宿后次早去巴豆，把矾研成末备用。

299 金不换散

罂粟壳　制杏仁　甘草　枳壳

300 锡类散

象牙屑　青黛　壁钱炭　人指甲　珍珠　冰片　人工牛黄

301 桑葛汤

桑叶　葛根　薄荷　川贝母　甘草　木通　竹叶　银花　栝楼皮
土牛膝根

302 麻杏甘石汤

炙麻黄　杏仁　甘草　石膏

303 啜药散

川贝母　竹蜂　黄柏　甘草　王瓜霜　人中白　土牛膝根

304 神仙活命饮

龙胆草　生玄参　蜜炙马兜铃　板蓝根　生石膏　炒白芍　川黄柏
生甘草　鲜生地　全栝楼　生栀子

305 清凉散

硼砂　煅人中白　黄连末　南薄荷　冰片　青黛

306　神功丹

人中白　黄柏　青黛　薄荷叶　儿茶　冰片

307　三黄凉膈散

黄连　甘草　川芎　黄柏　黄芩　栀子　赤芍　薄荷　青皮　陈皮
花粉　射干　银花　当归　玄参

308　加减普济消毒饮

青连翘　苏薄荷　炒牛蒡　马勃　荆芥穗　白僵蚕　大青叶　玄参
金银花　苦桔梗　生甘草

309　冰麝散

黄柏　黄连　玄明粉　鹿角霜　甘草　明矾　炒硼砂　冰片　麝香

310　半夏厚朴汤

半夏　厚朴　茯苓　生姜　苏叶

311　加味四七汤

茯苓　川朴　苏梗　橘红　青皮　枳实　砂仁　神曲　南星　炒槟榔
姜半夏　白豆蔻　益智仁

312　嚇化丸

胆矾　雄黄　硼砂　明矾　牙皂

313　四物消风散

生地　当归　荆芥　防风　赤芍　川芎　白鲜皮　蝉蜕　薄荷　独活
柴胡

314　滋燥养荣汤

当归　生地黄　熟地黄　炒白芍　炒黄芩　秦艽　防风　甘草

315　消风散

当归　生地　防风　蝉蜕　知母　苦参　石膏　木通　苍术　荆芥
胡麻仁　牛蒡子　甘草

316　瘾疹验方

党参　半夏　白芍　丹参　黄芩　防风　蝉衣　甘草　浮萍

317　升麻消毒饮

当归尾　赤芍　金银花　连翘　炒牛蒡子　生栀子　羌活　白芷　红花
防风　升麻　桔梗　甘草

318　九味羌活汤

羌活　防风　细辛　苍术　白芷　川芎　黄芩　生地　甘草

319　甘草附子汤

炙甘草　炮附子　白术　桂枝

320　当归拈痛汤

羌活　甘草　茵陈　防风　苍术　当归身　知母　猪苓　泽泻　升麻
白术　黄芩　葛根　人参　苦参

321　麻黄复煎散

白术　人参　生地　防风　羌活　黄柏　麻黄　黄芪　甘草　杏仁

322　栀子柏皮汤

肥栀子　炙甘草　黄柏

323　茵陈胃苓汤

杜苍术　真川朴　炒广皮　浙茯苓　生晒术　川桂枝　建泽泻　生猪苓
炙甘草

324　五苓散

猪苓　茯苓　白术　泽泻　桂枝

325　麻黄连轺赤小豆汤

麻黄　连轺　杏仁　赤小豆　生梓白皮　炙甘草　大枣　生姜

326　茵陈理中汤

茵陈　白术　人参　干姜

327　伐木丸

炒苍术　炒六神曲　煅皂矾

328　黄病绛矾丸

绛矾　厚朴　炒白术　茯苓　炒枳壳　炒茅术　陈皮

329 清瘟败毒散

生地　黄连　黄芩　丹皮　石膏　栀子　甘草　竹叶　玄参　犀角
连翘　芍药　知母　桔梗

330 牛黄清心丸

黄连　黄芩　山栀仁　郁金　辰砂　牛黄

331 温中丸

橘皮　神曲　半夏　茯苓　黄连　香附　苦参　针砂　白术　炙甘草

332 枣矾丸

红枣　鸡内金　皂矾　以醋醋合为丸

333 小建中汤

桂枝　芍药　炙甘草　大枣　生姜　饴糖

334 木香流气饮

半夏　陈皮　厚朴　青皮　甘草　香附　苏叶　人参　赤茯苓　木瓜
石菖蒲　白术　白芷　麦门冬　草果仁　肉桂　莪术　大腹皮　丁香皮
槟榔　木香　藿香　木通

335 中满分消丸

白术　人参　炙甘草　猪苓　姜黄　茯苓　干姜　砂仁　泽泻　橘皮
炒知母　炒黄芩　炒黄连　半夏　炒枳实　姜厚朴

336 当归活血汤

当归　人参　柴胡　赤芍药　甘草　红花　桂心　干姜　枳壳　桃仁泥
生地黄

337 调荣汤

川芎　当归　芍药　生地　三棱　莪术　白芷　延胡　蒲黄　泽兰　细辛
干姜　制厚朴　桃仁　辣桂　法半夏　炙甘草

338 三五合剂

五倍子　五味子　乌梅　儿茶　黄芩　冰片　尼泊金

339 实脾饮

白术　厚朴　木瓜　木香　草果　槟榔　茯苓　干姜　制附子　炙甘草

生姜　大枣

340　济生肾气丸

熟地黄　山茱萸　牡丹皮　山药　茯苓　泽泻　肉桂　制附子　牛膝
车前

341　茅根鸡肫皮汤

白茅根、金钱草和鸡内金一起做汤

342　小温中丸

干姜　半夏　天南星　茯苓　丁香　陈橘皮

343　禹余粮丸

制备方法：蛇黄（大者）三两盛入新铁铫，炭火中烧蛇黄与铁铫至通赤，
再倾蛇黄入酽醋二升中候冷，然后取出处理过的蛇黄研至极细为止，
成含石；又取真针砂五两以水淘净并控干，放进铫子炒透后，加入禹
余粮三两和米醋二升，烧煮至醋干时，再把铫和药一起放入炭火中，
烧至通赤，然后倾药至砖地上候冷，再研成末。以上面的含石和另一
味药末为主，拌入以下诸药：羌活、煨木香、茯苓、川芎、酒浸牛膝、
炮白豆蔻、炒土茴香、炮蓬术、肉桂、炮姜、去瓤青皮、炮京三棱、
白蒺藜、炮附子、酒浸当归各半两研成药末后调匀，再加水以做成梧
桐子大的药丸。此即为禹余粮丸。

344　二蛟散

芒硝　炒陈米

345　加味胃苓汤

陈皮　茯苓　白术　白芍　香附　藿香　人参　厚朴　山楂　泽泻
半夏　甘草　猪苓

346　控涎丹

甘遂　大戟　白芥子

347　十枣汤

芫花　大戟　甘遂　大枣

348　**舟车神佑丸**

甘遂　大戟　芫花　大黄　木香　槟榔　青皮　陈皮　牵牛　轻粉

349　**疏凿饮子**

槟榔　大腹皮　茯苓皮　椒目　赤小豆　秦艽　羌活　泽泻　生姜

350　**巴漆丸**

巴豆霜　苍术　干漆　陈皮

351　**神应养真丹**

当归　天麻　川芎　羌活　白芍药　熟地黄

352　**海艾汤**

海艾　菊花　薄荷　防风　藁本　藿香　甘松　蔓荆子　荆芥穗

353　**大连翘饮**

连翘　瞿麦穗　滑石　车前子　炒牛蒡子　红芍药　山栀　木通
川当归　防风　黄芩　柴胡　炙甘草　荆芥穗　蝉蜕　石膏

354　**化斑解毒汤**

石膏　升麻　知母　鼠粘子　甘草　玄参　淡竹叶

355　**清宫汤**

玄参心　莲子心　竹叶卷心　连翘心　犀角　连心麦冬

356　**消斑青黛饮**

黄连　青黛　升麻　石膏　知母　玄参　生地　黄芩　栀子　人参
柴胡　甘草

357　**化斑汤**

人参　石膏　葳蕤　知母　甘草

358　**羚羊角散**

羚羊角

359　**胃脾汤**

白术　茯神　陈皮　远志　麦冬　沙参　五味子　甘草

360　**黑归脾汤**

白术　人参　黄芪　当归　甘草　茯苓　远志　木香　熟地　酸枣仁

龙眼肉　生姜　大枣

361　非疳散

冰片　煅人中白　炒五倍子

362　氤氲汤

豆卷　藿香　佩兰　焦栀皮　青蒿　连翘　滑石　通草　郁金　菖蒲

363　薏苡竹叶散

薏苡　竹叶　飞滑石　白蔻仁　连翘　茯苓块　白通草

364　二妙散

黄柏　苍术

365　白蒺藜汤

白蒺藜　防风　苍耳子　蛇床子　卷柏　黄芪　漏芦　羊蹄根　萹蓄根

366　银花甘草汤

金银花　生甘草

367　内疏黄连汤

黄连　芍药　当归　槟榔　木香　黄芩　山栀子　薄荷　桔梗　大黄
甘草　连翘

368　神授卫生汤

羌活　防风　白芷　炮山甲　沉香　红花　连翘　煅石决明　金银花
皂角刺　归尾　甘草节　花粉　乳香　炒大黄

369　内托黄芪汤

柴胡　连翘　肉桂　大力子　黄芪　当归尾　黄柏　升麻　白芷　甘草

370　代刀散

皂角刺　炒黄芪　生甘草　乳香

371　醒消丸

雄黄　人工麝香　制乳香　制没药

372　牛黄醒消丸

牛黄　麝香　制乳香　制没药　雄黄

373 黄芪炖鸡

黄芪　枸杞　红枣　黄酒　母鸡

374 阳和膏

鲜牛蒡全草　鲜白凤仙梗　大麻油　肉桂　官桂　附子　桂枝　大黄
当归　草乌　川乌　僵蚕　赤芍　白芷　白蔹　白及　川芎　续断
防风　荆芥　五灵脂　木香　香橼　陈皮　地龙　乳香　没药　苏合油
麝香

375 银翘败毒散

金银花　连翘　柴胡　羌活　桔梗　防风　荆芥　川芎　独活　前胡
茯苓　枳壳　薄荷叶　甘草

376 五积散

白芷　枳壳　麻黄　苍术　干姜　桔梗　厚朴　茯苓　当归　肉桂
川芎　芍药　半夏　陈皮　甘草

377 先天大造丸

紫河车　熟地　归身　茯苓　人参　枸杞　菟丝子　肉苁蓉　黄精
白术　何首乌　川牛膝　仙茅　炒骨碎补　川巴戟　炒破故纸　炒远志
木香　青盐　丁香　黑枣肉

378 羌活散

羌活　炮甲　大黄　全蝎　皂刺　乳香　白芷　甘草

379 蠲痛无忧散

番木鳖　当归　甘草　麻黄　炒山甲　川乌　草乌　炒苍术　制半夏
威灵仙

380 逍遥散

炙甘草　当归　茯苓　白芍　白术　柴胡根

381 六郁汤

香附　炒苍术　炒神曲　炒山栀仁　连翘　陈皮　抚芎　贝母　茯苓
苏梗　炒枳壳　甘草

382 一粒金丹

草乌头　五灵脂　木鳖子　白胶香　炒地龙　细墨　乳香　当归　没药
麝香

383 内托黄芪散

川芎　当归　陈皮　白术　黄芪　白芍　穿山甲　角针　槟榔

384 姜黄散

姜黄　甘草　羌活　白术

385 圣愈汤

生地黄　熟地黄　川芎　人参　白芍　当归身　黄芪

386 黄芪桂枝五物汤

黄芪　桂枝　芍药　生姜　大枣

387 松蕊丹

松花　枳壳　防风　独活　麻黄　川大黄　前胡　桂心

388 急消汤

忍冬藤　茜草　甘菊花　天花粉　桔梗　紫花地丁　贝母　黄柏　甘草

389 银花解毒汤

金银花　地丁　犀角　赤苓　连翘　丹皮　川连　夏枯草

390 变阳汤

黄芪　当归　山药　肉桂　半夏　人参　茯苓　锦地罗

391 青娥丸

盐炒杜仲　盐炒补骨脂　炒核桃仁　大蒜

392 都气丸

熟地黄　山萸肉　怀山药　泽泻　牡丹皮　茯苓　五味子

393 杜仲丸

杜仲　续断　丹参　萆薢　川芎　虎胫骨　桂心　炮附子　牛膝　赤
芍药　海桐皮　干蝎

394 煨肾丸

牛膝　萆薢　杜仲　苁蓉　菟丝子　防风　白蒺藜　胡芦巴　破故纸

肉桂

395　无比山药丸

山药　肉苁蓉　五味子　菟丝子　杜仲　牛膝　泽泻　生地　山茱萸
茯神或茯苓　巴戟天　赤石脂

396　补肾丹

灵芝草　红景天　花旗参　玛卡　云母

397　羊肾丸

羊肾　艾叶　肉苁蓉　木香　肉豆蔻　丁香

398　姜附汤

炮附子　炮姜　葛根　炙甘草　肉桂　白芍　麻黄

399　乳香趁痛散

乳香　没药　桃仁　红花　当归　炒地龙　牛膝　羌活　甘草　香附
五灵脂

400　调荣活络汤

大黄　牛膝　赤芍　当归　杏仁　羌活　生地　红花　川芎　桔梗

401　舒筋散

蘑菇　枸杞　当归　川芎　川断　牛膝　杜仲炭　木瓜　钩藤　独活
桑寄生　防风

402　加减曲直汤

炙山茱萸肉　生地　白芍　鸡血藤　知母　当归　乳香　威灵仙　制
附子　肉桂　黄芪　甘草

403　甘姜苓术汤

甘草　干姜　茯苓　白术

404　没药丸

炒桃仁　乳香　没药　川芎　川椒　当归　赤芍　自然铜

405　千金内消散

知母　贝母　花粉　乳香　制半夏　白及　皂刺　炮山甲　银花

406 仙传化毒汤

防风　甘草节　白芷　茯苓　贝母　黄芩　连翘　白芍　天花粉
金银花　半夏　乳香　没药

407 连翘败毒散

柴胡　羌活　桔梗　金银花　连翘　防风　荆芥　薄荷叶　川芎　独活
前胡　白茯苓　甘草　枳壳

408 加减八味丸

茯苓　山药　丹皮　蒸泽泻　炒五味子　肉桂　熟地　山萸肉

409 除湿胃苓汤

防风　苍术　白术　赤茯苓　陈皮　厚朴　猪苓　山栀　木通　泽泻
滑石　薄桂　甘草

410 左归丸

熟地　炒山药　枸杞　山茱萸　川牛膝　制菟丝子　鹿胶　龟胶

411 右归丸

熟地黄　炮附子片　肉桂　山药　酒炙山茱萸　菟丝子　鹿角胶
枸杞子　当归　盐炒杜仲

412 厚朴温中汤

厚朴　陈皮　甘草　茯苓　草豆蔻仁　木香　干姜

413 良附丸

高良姜　香附

414 胃苓汤

苍术　陈皮　姜厚朴　炙甘草　泽泻　猪苓　赤茯苓　白术　肉桂

415 平陈汤

槟榔　厚朴　酒军　青皮　苍术　半夏　云苓　枳壳　白芥子　焦山楂

416 香砂六君子汤

人参　白术　茯苓　甘草　陈皮　半夏　砂仁　木香

417 清中汤

黄连　炒苍术　黄柏　炒白术　黄芩　泽泻　神曲　木香　葛根

418　**金铃子散**

金铃子　玄胡

419　**大黄黄连泻心汤**

大黄　黄连

420　**一贯煎**

北沙参　麦门冬　全当归　生地黄　枸杞子　川楝子

421　**麦门冬汤**

麦门冬　半夏　人参　甘草　粳米　大枣

422　**香砂枳术丸**

木香　砂仁　麸炒枳实　麸炒白术

423　**沉香降气散**

沉香　木香　丁香　藿香叶　人参　炙甘草　白术　白檀　肉豆蔻
缩砂仁　桂花　槟榔　陈橘皮　青皮　白豆蔻　白茯苓　炮姜　炒枳实

424　**柴胡疏肝散**

陈皮　柴胡　川芎　香附　枳壳　芍药　甘草

425　**调气散**

白豆蔻　丁香　檀香　木香　藿香　炙甘草　砂仁

426　**疏肝理气汤**

青橘叶　青皮　陈皮　枳壳　厚朴花　香附　苏梗　赤芍　白芍　柴胡
郁金　甘草

427　**化肝煎**

青皮　陈皮　芍药　牡丹皮　炒栀子　泽泻　土贝母

428　**手拈散**

玄胡索　五灵脂　香附　没药

429　**失笑散**

五灵脂　蒲黄

430　**芍药汤**

芍药　槟榔　大黄　黄芩　黄连　当归　官桂　甘草　木香

431 托里散

人参　黄芪　白术　当归　熟地　陈皮　茯苓　白芍

432 排脓汤

甘草　桔梗　生姜　大枣

433 凉血饮

生地　麦门冬　天花粉　连翘　木通　赤芍　荆芥　车前子　瞿麦
白芷　薄荷　山栀　甘草

434 十奇散

桔梗　当归　肉桂　厚朴　人参　防风　川芎　白芷　甘草　黄芪

435 升麻葛根汤

升麻　葛根　白芍　栀子　柴胡　条芩　木通　川连　连翘　甘草

436 夺命丹

朱砂　胆矾　真血竭　铜绿　枯白矾　雄黄　蟾酥　轻粉

437 乌梅丸

乌梅　细辛　干姜　黄连　当归　炮附子　蜀椒　桂枝　人参　黄柏

438 安蛔定痛汤

乌梅　黄连　槟榔　川花椒　细辛　木香　川楝子

439 四逆散

柴胡　芍药　枳实　甘草

440 胆道排石汤

金钱草　茵陈　郁金　枳壳　木香　生大黄

441 排气饮

陈皮　木香　藿香　香附　枳壳　泽泻　乌药　厚朴

442 天台乌药散

天台乌药　木香　小茴香　青皮　高良姜　槟榔　川楝子　巴豆

443 化虫丸

鹤虱　苦楝根皮　槟榔　枯矾　铅粉

444 **大黄牡丹皮汤**

大黄　牡丹皮　桃仁　冬瓜子　芒硝

445 **薏苡附子败酱散**

薏苡仁　附子　败酱草

446 **肠痈验方**

鲜白花蛇舌草一两半左右，加水煎服

447 **活血散瘀汤**

川芎　归尾　赤芍　苏木　牡丹皮　枳壳　栝楼仁　桃仁　槟榔
酒炒大黄

448 **救肠败毒至圣丹**

金银花　当归　地榆　薏苡仁

449 **内补十全散**

人参　白术　熟地　当归　白芍　茯苓　黄芪　川芎　肉桂　甘草

450 **辟寒救腹丹**

白术　茯苓　肉桂　金银花　附子　当归　蛇床子

451 **大建中汤**

蜀椒　干姜　人参

452 **楂曲平胃散**

焦山楂　神曲　苍术　厚朴　陈皮　甘草

453 **厚朴汤**

姜炙厚朴　麸炒枳壳　大黄　槟榔　朴硝

454 **攻积丸**

吴茱萸　炮姜　肉桂　炮川乌　炒黄连　半夏　橘红　茯苓　槟榔
炒厚朴　炒枳实　菖蒲　炒玄胡索　人参　沉香　琥珀　桔梗　巴霜

455 **木香顺气散**

木香　香附　槟榔　青皮　陈皮　枳壳　砂仁　苍术　制厚朴　炙甘草

456 **血症丸**

制用方法：硇砂六钱，血竭、干漆、没药、琥珀屑、三棱、莪术、水红子、鸡内金、阿魏、槟榔、生卷柏各一两，泽兰、归尾、䗪虫、桃仁各二两。上诸药为末，以大黄一两五钱醋煮汁，合诸药之末为丸，单丸重约一钱半，每次一枚温酒送服。

457 治血块丸

制用方法：取醋煮海粉、醋煮莪术、三棱、红花、五灵脂、香附、石碱共七味药等量研末为丸，每枚约重一钱五分，每次一枚以白术汤送服。

458 化症回生丹

制用方法：蒲黄炭一两，安南桂、两头尖、麝香、片姜黄、川椒炭、虻虫、京三棱、藏红花、苏子霜、五灵脂、降真香、干漆、没药、香附米、吴茱萸、元胡、水蛭、阿魏、川芎、乳香、良姜、艾炭各二两，公丁香、苏木、桃仁、杏仁、小茴香炭各三两，当归尾、白芍、熟地黄各四两，人参六两。以上诸药共研为细末，加益母膏八两、鳖甲胶一斤、大黄八两所制胶（八两大黄为细末，加入米醋一斤半熬浓，再加醋熬，如是三次，以制成胶）和匀，再炼蜜为丸。做好的丸每枚约重一钱五分，蜡皮封装，每次服一丸。服时温开水或黄酒送下。

459 健脾资生丸

制用方法：潞党参三两，炒白扁豆一两五钱，豆蔻仁八钱，姜汁炒过的川黄连四钱，炒冬术三两，莲子肉、六神曲、白茯苓、广橘红各二两，蒸山楂肉、炙甘草、芡实各一两五钱，广藿香一两，炒麦芽、怀山药各二两，春砂仁一两五钱，桔梗一两，炒薏仁一两五钱。用上述诸药研为细末，炼蜜为丸，或以水为丸，每枚重约二钱。每次服一枚，米饮汤或开水送下。妇人淡姜汤送下。

460 消痞狗皮膏

制用方法：三棱、莪术、米仁、山栀、秦艽各一两五钱，黄连四钱，大黄、当归各九钱，穿山甲片四十片，全蝎四十只，木鳖二十个，巴豆十粒。上诸药加麻油十二斤，煎半枯去滓后，下黄丹五两收膏，再把阿魏、阿胶、芦荟各一钱，麝香、乳香、没药各三钱，研末调入膏内，即能以之做成一张张膏药。用时，将膏药在热茶壶上烘至暖烊，贴患处，以手心揉百转，无不效验。

461 阿魏膏

制用方法：羌活、独活、玄参、官桂、赤芍药、川山甲、生地黄、两头尖、大黄、白芷、天麻各三钱，槐、柳、桃枝各二钱，红花二钱半，去壳木鳖子二十枚，如鸡子大乱发一个。上诸药除乱发外共研末，再加香油二斤半并乱发共煎，将枯时徐下少量黄丹继续煎，去滓并使软硬得中。然后，加入研成细末的芒硝、阿魏、乳香、没药各三钱，麝香二钱和苏合油三钱，调匀以成膏。此后可把此膏做成膏药备用。

462 三圣膏

制用方法：备好未化石灰末半斤，大黄末一两，肉桂末半两，然后将石灰末置于瓦器中炒成淡红色，取出，等热稍减，再下大黄细末，就炉外炒匀，候热减，下桂心末略炒，入米醋熬搅成黑膏，就可在厚纸上摊贴患处了。

463 化积散

槟榔　三棱　莪术

464 消疳理脾汤

芜荑　三棱　莪术　炒青皮　陈皮　芦荟　槟榔　使君子　甘草　川黄连　胡黄连　炒麦芽　神曲

465 清热和中汤

炒白术　陈皮　姜厚朴　赤苓　黄连　炒神曲　炒谷芽　使君子　生甘草　泽泻

466 御苑匀气散

桑白皮　净陈皮　炒桔梗　炙甘草　赤茯苓　藿香　木通

467 芦荟肥儿丸

芦荟　胡黄连　炒川黄连　炒银柴胡　炒扁豆　炒山药　炒五谷虫　神曲　山楂　炒使君子　煅蛤蟆　煨肉豆蔻　槟榔　炒麦芽　炒鹤虱　炒芜荑　朱砂　麝香

468 泻心导赤散

生地　木通　黄连　甘草梢

469 生地清肺饮

炒桑皮　生地黄　天冬　前胡　桔梗　苏叶　防风　黄芩　生甘草
当归　连翘　赤苓

470 金蟾丸

炙干蟾　胡黄连　微炒地龙　朱砂　蛇蜕皮灰　雄黄　天竺黄　微炒
蝉壳　麝香　炒莨菪子

471 疮科流气饮

人参　炒厚朴　防风　桔梗　生地　酒芍　当归　川芎

472 桂枝加桂汤

桂枝　芍药　生姜　炙甘草　大枣

473 奔豚汤

甘草　川芎　当归　半夏　黄芩　生葛　芍药　生姜　李根皮

474 奔豚丸

姜厚朴　炒黄连　茯苓　炮川乌　泽泻　酒煮苦楝　玄胡　全蝎　附子
巴豆霜　菖蒲　独活　丁香　肉桂

475 十补丸

制附子　肉桂　巴戟　破故纸　炮姜　远志　菟丝子　煅赤石脂　厚朴
川椒

476 斑龙丸

鹿角胶　鹿角霜　菟丝子　柏子仁　熟地黄　白茯苓　补骨脂

477 赞化血余丹

血余　熟地　枸杞　当归　鹿角胶　制菟丝子　炒杜仲　炒巴戟肉
炒小茴香　白茯苓　肉苁蓉　胡桃肉　炒何首乌　人参

478 补肾壮阳丹

炒蒺藜　莲须　山萸肉　续断　覆盆子　枸杞子　金樱子膏　菟丝饼
芡实　煅龙骨

479 **归脾丸**

党参　炒白术　炙黄芪　炙甘草　当归　茯苓　制远志　炒酸枣仁
龙眼肉　木香　大枣

480 **大补阴丸**

熟地黄　盐知母　盐黄柏　醋龟甲　猪脊髓

481 **济生橘核丸**

橘核　肉桂　炒川楝子　桃仁　制厚朴　海藻　昆布　木通　延胡索
枳实香

482 **三层茴香丸**

八角茴香　炒川楝子　木香　茯苓　北沙参　荜茇　槟榔　制附子

483 **疝气验方**

佛手　香附　槟榔　吴萸　荔核　小茴　橘核　青皮　甘草

484 **一个治疝秘方**

治疝可用下法：取猪项鬃指粗一束，烧研为细末，过罗筛，再加上白
糖五钱、研为细末的小茴香一钱，黄酒冲服。

485 **三妙丸**

炒苍术　炒黄柏　牛膝

486 **蛇床子汤**

蛇床子　当归尾　威灵仙　苦参

487 **狼毒膏**

狼毒　槟榔　硫黄　五倍子　川椒　风子肉　蛇床子

488 **活血祛风汤**

归尾　赤芍　桃仁　红花　荆芥　蝉衣　白蒺藜　甘草

489 **默治汤**

当归　白茯苓　白芍　栀子　柴胡　楝树根

490 **猪膏发煎**

猪膏　乱发

491 补脬散

制备方法：用生黄绢丝一尺剪碎，白牡丹皮、白及各一钱半，水一碗，同煮如饴，木槌研烂；再用猪脬一个，煮汤空腹送服。

492 升陷汤

生黄芪　知母　柴胡　桔梗　升麻

493 人参固本丸

人参　牡丹皮　生地黄　熟地黄　茯苓　山药　泽泻　山茱萸　麦冬天冬

494 参术芎归汤

黄芪　白术　陈皮　升麻　人参　甘草　当归　白芍　川芎　茯苓

495 诃子人参汤

煨诃子　人参　白茯苓　白术　炙甘草　莲肉　升麻　柴胡

496 猪甲散

猪后蹄垂甲烧存性研为散

497 痔疮丸

黄连　苦参　乳香　没药　雄黄　连翘　僵蚕　蝉蜕　防风　全蝎槐角　生地　牛膝　陈皮　穿山甲　当归　枳壳　地龙　焙蜈蚣　象牙末　人参　蜂房

498 凉血地黄汤

炒黄柏　炒知母　青皮　炒槐子　生地　当归

499 止痛如神汤

秦艽　桃仁　皂角子　炒苍术　防风　酒洗黄柏　当归尾　泽泻尖槟榔　熟大黄

500 追管丸

姜汁炒胡黄连　炙刺皮　当门子

501 退管丸

辰砂　人指甲　蝉蜕　象牙屑　制乳香　制没药　枯矾　油角灯（麸炒，取庙内年深破琉璃灯底为妙）

502 甘草泻心汤

炙甘草　黄芩　黄连　干姜　法半夏　大枣

503 苦参汤

苦参煎汤

504 滋阴除湿汤

川芎　当归　白芍　熟地　柴胡　黄芩　陈皮　知母　贝母　泽泻
地骨皮　甘草

505 金黄散

姜黄　大黄　黄柏　苍术　厚朴　陈皮　甘草　生天南星　白芷　天花粉

506 内托羌活汤

羌活　黄柏　防风　藁本　连翘　炙草　苍术　陈皮　肉桂

507 七味圣神汤

金银花　蒲公英　人参　当归　甘草　大黄　天花粉

508 黄狗下颌散

制备方法：黄狗下颏连舌头及皮毛割下，入罐，盐泥封固，铁盏盖口，
煅至冒青烟即止，视其骨炭正黑色为好。若变白色，说明已煅过头，
变无效了。取黑骨炭研极细，加入白蔹末、豌豆粉各一两半，和匀即成。

509 越婢加术汤

麻黄　石膏　生姜　甘草　白术　大枣

510 败毒散

柴胡　前胡　川芎　枳壳　羌活　独活　茯苓　桔梗　人参　甘草

511 乌头汤

麻黄　黄芪　芍药　炙甘草　川乌

512 羌活汤

羌活　独活　炮姜　酒炒牛膝　草豆蔻　桂心　细辛　藿香　炒吴茱萸
陈皮　炒钳蝎　半夏　川芎　白术　炙甘草

513 除湿汤

炒半夏曲　姜厚朴　苍术　藿香　陈皮　茯苓　白术　甘草

514 **三痹汤**

黄芪　续断　人参　茯苓　甘草　当归　川芎　白芍　生地　杜仲
川牛膝

515 **五痹汤**

片姜黄　羌活　白术　防己　炙甘草

516 **蠲痹汤**

羌活　独活　肉桂　秦艽　海风藤　桑枝　当归　川芎　乳香　木香
甘草

517 **独活寄生汤**

独活　桑寄生　杜仲　牛膝　细辛　秦艽　茯苓　肉桂心　防风　川芎
人参　甘草　当归　芍药　生地

518 **小活络丹**

制川乌　制草乌　制南星　地龙　乳香　没药

519 **大活络丹**

白花蛇　乌梢蛇　威灵仙　两头尖　草乌　煨天麻　全蝎　何首乌
炙龟甲　麻黄　贯众　炙甘草　羌活　肉桂　藿香　乌药　黄连　熟地黄
大黄　木香　沉香　细辛　赤芍　没药　丁香　乳香　僵蚕　姜制天南
星　青皮　骨碎补　白豆蔻仁　安息香　制附子　黄芩　茯苓　香附
玄参　白术　防风　葛根　炙虎胫骨　当归　血竭　炙地龙　犀角
麝香　松脂　牛黄　冰片　人参

520 **桂枝芍药知母汤**

桂枝　芍药　甘草　麻黄　生姜　白术　知母　防风　炮附子

521 **益胃汤**

沙参　麦冬　冰糖　细生地　玉竹

522 **五痿汤**

人参　白术　茯苓　炙甘草　当归　苡仁　麦冬　黄柏　知母

523 **虎潜丸**

虎胫骨　牛膝　陈皮　熟地　锁阳　龟板　干姜　当归　知母　黄柏

白芍

524 加味二妙丸

苍术　酒炒黄柏　酒浸牛膝　酒浸防己　酒浸当归　川草薢　酒炙龟板
熟地

525 加味四斤丸

虎胫骨　天麻　宣木瓜　川乌　肉苁蓉　没药　乳香　川牛膝

526 五兽三匮丸

鹿茸　血竭　虎胫骨　牛膝　狗脊　附子　木瓜

527 羊肾酒

生羊腰　沙苑蒺藜　桂圆肉　淫羊藿　仙茅　薏仁　酒

528 黄芪赤风汤

黄芪　赤芍　防风

529 补阳还五汤

黄芪　当归尾　赤芍　地龙　川芎　红花　桃仁

530 回天再造丸

蕲蛇　乳香　朱砂　黄连　草豆蔻　片姜黄　何首乌　木香　豆蔻
葛根　细辛　羌活　白芷　山参　麻黄　松香　藿香　牛黄　地龙
桑寄生　母丁香　没药　熟地黄　酥虎骨　厚朴　僵蚕　麝香　竹节
香附　当归　赤芍　茯苓　全蝎

531 人参再造丸

人参　炙蕲蛇　广藿香　檀香　母丁香　玄参　细辛　制香附　地龙
熟地黄　三七　乳香　青皮　豆蔻　防风　制何首乌　川芎　片姜黄
黄芪　甘草　黄连　茯苓　赤芍　大黄　桑寄生　葛根　麻黄　炒骨
碎补　炒僵蚕　全蝎　豹骨　制附子　琥珀　龟甲　粉草薢　炒白术
沉香　天麻　肉桂　白芷　没药　当归　草豆蔻　威灵仙　乌药　羌活
橘红　炒六神曲　朱砂　血竭　人工麝香　冰片　牛黄　天竺黄　胆
南星　水牛角浓缩粉

532 千金附子散

附子　桂心　细辛　防风　人参　干姜

533 祛风除湿汤

当归　川芎　橘红　赤芍　姜半夏　苍术　白术　茯苓　乌药　枳壳
桔梗　黄连　黄芩　白芷　防风　羌活　甘草

534 加减润燥汤

当归　川芎　炒白芍　生地　熟地　白术　白茯苓　炒南星　姜半夏
陈皮　桃仁　红花　天麻　羌活　防风　炒黄芩　炒酸枣仁　炒黄柏
桂枝　炙甘草　牛膝

535 参归三圣散

人参　当归　肉桂

536 匀气散

生姜　沉香　丁香　檀香　木香　藿香　炙甘草　砂仁　白果仁

537 虎骨散

炙虎骨　乌梅肉　赤茯苓　肉苁蓉　人参　炙甘草　芍药　鳖甲　白术
豆豉　紫菀　黄芪　常山　麸炒枳壳　犀角　知母　当归　升麻　柴
胡　桔梗　前胡　肉桂　木香　炙天灵盖　桃仁

538 舒筋保安散

木瓜　草薢　五灵脂　牛膝　续断　炒僵蚕　松节　白芍药　乌药
天麻　威灵仙　黄芪　当归　防风　炙虎骨

539 黄芪酒

黄芪　蜀椒　白术　牛膝　葛根　防风　川芎　炙甘草　细辛　山茱萸
炮附子　秦艽　炮姜　当归　炮乌头　人参　独活　桂　酒

540 神效黄芪汤

蔓荆子　白芍药　人参　陈皮　炙甘草　黄芪

541 琥珀散

荆三棱　蓬莪术　赤芍药　刘寄奴　牡丹皮　官桂　熟地　菊花　真
蒲黄　当归

542 **劫劳散**

人参 黄芪 甘草 当归 芍药 地黄 阿胶 紫菀

543 **秦艽地黄汤**

秦艽 生地 当归 炒白芍 川芎 防风 荆芥 升麻 白芷 蔓荆子
大力子 羌活 炙甘草

544 **当归酒**

当归 酒

545 **羊胫骨酒**

羊胫骨 酒

546 **黄金丸**

大黄 郁金 牙皂

547 **拔疔毒丸**

雄黄 大黄 巴豆

548 **桑枝膏丸**

制首乌 枸杞子 当归身 三角胡麻 菊花炭 柏子仁 制蒺藜 桑枝

549 **十全大补丸**

党参 炒白术 茯苓 炙甘草 当归 川芎 炒白芍 熟地黄 炙黄芪
肉桂 辅料为蜂蜜

550 **加味姜黄散**

姜黄 甘草 羌活 白术 细辛 白芷 槟榔

551 **当归四逆汤**

当归 桂枝 芍药 细辛 通草 甘草 大枣

552 **紫桐散**

鲜用梧桐叶 紫花地丁

553 **内补黄芪汤**

黄芪 当归 熟地 川芎 白芍 人参 茯苓 甘草 麦冬 肉桂
远志 生姜 大枣

554 内托芪柴汤

黄芪　柴胡　当归　黄连　羌活　肉桂　生地　全栝楼　黄芩

555 黄芪柴胡汤

黄芪　柴胡　丹皮　牛膝　丹参　黄芩　荆芥　防风　山栀

556 万灵丹

茅术　全蝎　石斛　明天麻　当归　炙甘草　川芎　羌活　荆芥　防风

麻黄　北细辛　汤泡川乌　汤泡草乌　何首乌　明雄黄

557 大防风汤

防风　熟地　白术　羌活　人参　川芎　黄芪　牛膝　炮附子　当归

杜仲　芍药　炙甘草

558 琥珀膏

琥珀　木通　桂心　当归　白芷　防风　松脂　朱砂　木鳖　麻油

丁香　木香

559 换骨丹

防风　牛膝　当归　炙虎骨　枸杞子　羌活　独活　败龟板　秦艽

草薢　松节　蚕砂　茄根　苍术

560 鸡鸣散

槟榔　橘皮　木瓜　吴茱萸　紫苏茎叶　桔梗　生姜

561 羌活导滞汤

羌活　独活　煨大黄　防己　当归　炒枳实

562 三妙散

苍术　黄柏　牛膝

563 加味四物汤

当归　川芎　白芍　熟地　琥珀

564 芍药甘草汤

芍药　甘草

565 流火验方

苍术　黄柏　牛膝　米仁　蒲公英　狗尾巴草

566 **地黄饮子**

熟地黄　巴戟天　山茱萸　石斛　肉苁蓉　附子　五味子　官桂　白茯苓　麦门冬　菖蒲　远志

567 **驱湿保脱汤**

薏仁　茯苓　肉桂　白术　车前子

568 **八将丹**

西黄　冰片　蝉蜕　大蜈蚣　麝香　山甲　全虫　五倍子

569 **顾步保脱汤**

牛膝　金钗　石斛　人参　当归　黄芪　金银花

570 **肾着汤**

炙甘草　炮干姜　茯苓　白术

571 **二妙丸**

黄柏末　苍术末

572 **鹿角胶丸**

鹿角胶　鹿角霜　熟地黄　川牛膝　白茯苓　菟丝子　人参　当归身　白术　杜仲　炙虎胫骨　炙龟板

573 **立安丸**

破故纸　续断　木瓜干　酒浸牛膝　杜仲　草薢

574 **神灯照法**

具体做法：用朱砂、雄黄、没药各二钱，麝香四分，共为细末，每用三分，红棉纸裹药，搓捻长七寸，麻油浸透，用火点着，离疮半寸许，自外而内，周围徐徐照之，以治疮疡初起。

575 **四妙勇安汤**

金银花　玄参　当归　甘草

576 **活络效灵丹**

当归　丹参　生乳香　生没药

577 **当归四逆加吴茱萸生姜汤**

当归　芍药　炙甘草　通草　桂枝　细辛　生姜　吴茱萸　大枣

578 阴阳二气丹

天门冬　麦门冬　炒五味子　黄柏　人中白　玄参　青黛　甘草　枯矾

辰砂　泽泻　冰片

579 红灵丹

雄黄　朱砂　礞石　火硝　月石　麝香　梅片　金箔

580 玉红膏

当归　白芷　甘草　紫草　血竭　轻粉　白蜡　麻油

581 增液汤

玄参　生地　麦冬

582 增液承气汤

玄参　麦冬　生地　大黄　芒硝

583 宣白承气汤

生石膏　生大黄　杏仁粉　栝楼皮

584 更衣丸

朱砂　芦荟

585 黄龙汤

大黄　芒硝　枳实　厚朴　当归　人参　甘草

586 温脾汤

附子　大黄　芒硝　当归　干姜　人参　甘草

587 半硫丸

制备方法：取温汤浸泡七次后烘干之半夏和明净上好之硫黄等分，共研为末，加入滤净之生姜汁，调匀以为丸，干燥后即得。

588 四磨汤

天台乌药　人参　沉香　槟榔

589 六磨汤

沉香　木香　槟榔　乌药　大黄　枳壳

590 五仁汤

桃仁　杏仁　柏子仁　松子仁　郁子仁　陈皮

591 **脾约丸**

大黄　厚朴　枳壳　白芍　麻子仁　杏仁

592 **济川煎**

当归　牛膝　肉苁蓉　泽泻　升麻　枳壳

593 **赤小豆当归散**

芽出赤小豆　当归

594 **黄土汤**

甘草　生地黄　白术　附子　阿胶　黄芩　灶中黄土

595 **槐花散**

槐花　柏叶　荆芥穗　枳壳

596 **脏连丸**

黄连　黄芩　生地　赤芍　当归　槐角　槐花　荆芥穗　地榆炭　阿胶

597 **槐角丸**

炒槐角　地榆　酒浸当归　防风　黄芩　麸炒枳壳

598 **地榆散**

石榴皮　莲蓬　炙甘草　蜜炙罂粟壳

599 **胃风汤**

人参　白术　茯苓　当归　川芎　芍药　肉桂

600 **枳壳散**

炒枳壳　炒槐花　黄连　白芍　地榆　甘草

601 **黑神丸**

牡丹皮　白芍　川芎　麻黄　赤芍　甘草　荆芥　乌豆　炮草乌　何首乌

602 **海贝散**

海螵蛸　浙贝母　白及

603 **小蓟饮子**

生地　小蓟　滑石　木通　蒲黄　藕节　当归　淡竹叶　山栀子　甘草

604 **瞿麦散**

瞿麦　白芷　黄芪　当归　细辛　芍药　薏苡仁　川芎　赤小豆末

605 茜根散

茜根　黄芩　炒阿胶　侧柏叶　生地黄　炙甘草

606 瞿麦汤

瞿麦穗　黄连　大黄　麸炒枳壳　当归　桔梗　牵牛子　大腹皮　木通
羌活　延胡索　射干　肉桂

607 石韦散

石韦　瞿麦　滑石　芍药　白术　葵子　木通　王不留行　当归　炙甘草

608 猪苓汤

猪苓　茯苓　泽泻　阿胶　滑石

609 加味葵子茯苓散

葵子　茯苓　滑石　芒硝　甘草　肉桂

610 二神散

制用方法：用黄色海金沙九钱和滑石六钱共研为细末，每次取一钱半，用灯心草、木通、麦门冬煎汤去滓，加蜜调服，日三服。

611 五淋汤

赤茯苓　白芍　山栀子　当归　细甘草　灯心

612 八正散

车前子　瞿麦　萹蓄　滑石　山栀子仁　甘草　木通　大黄

613 萆薢分清饮

益智仁　川萆薢　石菖蒲　乌药

614 治浊固本丸

莲须　黄连　黄柏　益智仁　缩砂仁　半夏　白茯苓　猪苓　甘草

615 四苓散

白术　猪苓　茯苓　泽泻

616 加味清心饮

白茯苓　石莲肉　麦门冬　人参　姜汁炒远志　白术　泽泻　炙甘草
益智仁　石菖蒲　车前子

617　龙骨散

羚羊角屑　龙骨　微炒当归　蒲黄　生地

618　四味鹿茸丸

炙鹿茸　五味子　当归身　熟地黄

619　大菟丝子丸

菟丝子　苁蓉　黑附子　五味子　鹿茸　鸡腿胫　桑螵蛸

620　固脬丸

制菟丝子　茴香　炮附子　炙桑螵蛸　戎盐

621　加减桑螵蛸散

炙桑螵蛸　炙鹿茸　炙黄芪　麦门冬　五味子　炒补骨脂　厚杜仲

622　缩泉丸

山药　盐炒益智仁　乌药

623　巩堤丸

熟地　菟丝子　白术　破故纸　益智仁　五味子　制附子　茯苓　山药
韭子

624　沈氏闭泉丸

益智仁　茯苓　白术　白薇　黑山栀　白芍

625　沈氏固胞汤

酒炒桑螵蛸　酒黄芪　沙苑子　黄肉　酒炒全当归　茯神　茺蔚子
生白芍　升麻

626　黄芩清肺饮

黄芩　栀子

627　春泽汤

泽泻　猪苓　茯苓　白术　桂心　人参　柴胡　麦门冬

628　香茸丸

鹿茸　生当归　麝香　生川乌　雄羊肾

629　滋肾通关丸

黄柏　知母　肉桂

630 子淋汤

生地　阿胶　黄芩　栀子　木通　甘草

631 加味五淋散

黑栀　赤茯苓　当归　白芍　黄芩　甘草　生地　泽泻　车前子　滑石
木通

632 清宁丸

大黄　绿豆　车前草　炒白术　黑豆　半夏（制）　香附（醋制）　桑叶
桃枝　牛乳　姜厚朴　麦芽　陈皮　侧柏叶

633 三补丸

微炒黄连　炙黄柏　黄芩

634 举胎四物汤

当归　白芍　熟地　川芎　人参　白术　陈皮　升麻

635 五子衍宗丸

枸杞子　炒菟丝子　覆盆子　蒸五味子　盐炒车前子

636 封髓丹

黄柏　砂仁　甘草　人参　天门冬　熟地

637 清心莲子饮

黄芩　麦冬　地骨皮　车前子　炙甘草　石莲肉　白茯苓　炙黄芪
人参

638 桑螵蛸散

桑螵蛸　远志　菖蒲　龙骨　人参　茯神　当归　龟甲

639 聚精丸

黄鱼鳔胶　沙苑蒺藜

640 安肾丸

甘草炙巴戟天　炙肉苁蓉　盐炙补骨脂　银花炙川乌　肉桂　麸炒白术
山药　茯苓　盐炙蒺藜　粉萆薢　石斛　桃仁

641 水陆二仙丹

芡实末　金樱子

642 **金锁固精丸**

炒沙苑子　蒸芡实　莲子　莲须　煅龙骨　煅牡蛎

643 **大和中饮**

陈皮　枳实　砂仁　山楂　麦芽　厚朴　泽泻

644 **四君子汤**

人参　白术　茯苓　甘草

645 **参苓白术散**

白扁豆　白术　茯苓　甘草　桔梗　莲子　人参　砂仁　山药　薏苡仁

646 **旋覆代赭汤**

旋覆花　人参　代赭石　炙甘草　半夏　生姜　大枣

647 **健脾散**

盐腌生姜片　炒神曲　炒麦芽　陈皮　草果仁　甘草

648 **丁香吴茱萸汤**

吴茱萸　草豆蔻　人参　苍术　黄芩　升麻　当归　柴胡　半夏　茯苓
干姜　丁香　甘草

649 **竹茹汤**

竹茹　橘皮　半夏　生姜　苏叶　甘草

650 **新法半夏汤**

砂仁　炒神曲　草果仁　橘红

651 **小半夏加茯苓汤**

半夏　生姜　茯苓

652 **挝脾汤**

麻油　良姜　炒茴香　甘草

653 **化滞丸**

荆三棱　蓬莪术　桔梗　大黄　陈橘皮　半夏　白术　旋覆花　鳖甲
葶苈子　紫苏叶　木香　沉香　微炒麦芽　槟榔　舶上茴香　硼砂
米醋

654 丁香透膈汤

丁香　木香　麦芽　青皮　肉豆蔻　白豆蔻　沉香　藿香　陈皮　厚朴
甘草　草果　神曲　半夏　人参　茯苓　砂仁　香附　白术

655 半夏泻心汤

人参　半夏　黄连　黄芩　干姜　甘草　大枣

656 吴茱萸汤

吴茱萸　生姜　人参　大枣

657 大半夏汤

半夏　人参　白蜜　白术　生姜

658 滋阴清膈饮

当归　煨芍药　盐水炒黄柏　黄连　黄芩　山栀　生地　甘草

659 越鞠丸

香附　川芎　苍术　神曲　栀子

660 启膈散

沙参　丹参　茯苓　川贝母　郁金　砂仁壳　荷叶蒂　杵头糠

661 膈噎膏

人参　牛乳　蔗汁　梨汁　芦根汁　龙眼肉汁　姜汁　人乳　蜂蜜

662 通幽汤

桃仁泥　红花　生地　熟地　当归身　炙甘草　升麻

663 五汁安中饮

牛乳　韭汁　姜汁　藕汁　梨汁

664 参赭培气汤

党参　天冬　赭石　半夏　知母　淡苁蓉　当归身　柿霜饼

665 开关利膈丸

人参　当归　木香　槟榔　枳壳　大黄

666 黄连汤

黄连　炙甘草　干姜　桂枝　人参　半夏　大枣

667 **大顺散**

　　干姜　肉桂　杏仁　甘草

668 **蚕矢汤**

　　晚蚕沙　生苡仁　大豆黄卷　陈木瓜　炒黄连　制半夏　酒炒黄芩
通草　焦山栀　吴茱萸

669 **燃照汤**

　　草果仁　淡豆豉　炒山栀　省头草　制厚朴　醋炒半夏　酒黄芩　滑石

670 **栝楼薤白白酒汤**

　　栝楼实　薤白　白酒

671 **乌头赤石脂丸**

　　蜀椒　炮乌头　炮附子　干姜　赤石脂

672 **薏苡附子散**

　　薏苡仁　炮附子

673 **茯苓杏仁甘草汤**

　　茯苓　杏仁　甘草

674 **橘枳姜汤**

　　橘皮　枳实　生姜

675 **枳实薤白桂枝汤**

　　枳实　厚朴　薤白　桂枝　栝楼

676 **栝楼汤**

　　栝楼　枳壳　厚朴　薤白　桂枝

677 **大陷胸汤**

　　芒硝　大黄　甘遂

678 **小陷胸汤**

　　黄连　半夏　栝楼

679 **延胡索散**

　　延胡索　炒茴香　甘草　蓬莪术

680　旋覆花汤

旋覆花　新绛　葱

681　生姜泻心汤

生姜　炙甘草　人参　干姜　黄芩　半夏　黄连　大枣

682　附子泻心汤

大黄　黄连　黄芩　附子

683　天王补心丹

人参　茯苓　玄参　丹参　桔梗　远志　当归　五味　麦冬　天冬
柏子仁　酸枣仁　生地黄

684　参归猪心汤

人参　当归　猪心　盐

685　龟胸丸

酒煨大黄　麻黄　百合　姜汁炒桑皮　木通　枳壳　炒甜葶苈　炒杏仁
芒硝

686　宽气饮

炒杏仁　炒桑白皮　橘红　炒苏子　麸炒枳壳　炙蜜枇杷叶　麦冬
生甘草　苦葶苈

687　枳壳疏肝散

枳壳　枳实　川芎　柴胡　陈皮　香附　白芍　炙草

688　抑青丸

黄连

689　复元活血汤

柴胡　栝楼根　当归　红花　甘草　炮山甲　大黄　桃仁

690　推气散

片姜黄　麸炒枳壳　桂心　炙甘草

691　葶苈大枣泻肺汤

葶苈　大枣

692 香附汤

香附　川芎　当归　柴胡　青皮

693 救肝败毒至圣丹

白芍　当归　炒栀子　生甘草　金银花

694 千金苇茎汤

苇茎　瓜瓣　薏苡仁　桃仁

695 清肝解郁汤

当归　白术　甘草　牡丹皮　陈皮　柴胡　川芎　炒山栀　炒芍药
熟地黄　人参　茯苓　贝母

696 木香饼

木香　生地黄

697 蒌贝散

栝楼　贝母　南星　甘草　连翘

698 神效栝楼散

栝楼　甘草　酒洗当归　乳香　没药

699 军门立效散

生麻黄　陈香橼　甘草　天花粉　栝楼　金银花　黄芩　棉花核

700 三石散

制炉甘石末　熟石膏末　赤石脂末　香油

701 栝楼牛蒡汤

栝楼仁　牛蒡子　天花粉　黄芩　山栀　金银花　连翘　皂角刺　青皮
陈皮　柴胡　生甘草

702 托里排脓汤

黄芪　人参　炙白术　当归　炒白芍　银花　连翘　茯苓　陈皮　贝母
白芷　桔梗　桂心　甘草

703 季芝鲫鱼膏

制用方法：取活鲫鱼肉和去皮鲜山药各等分，加少许麝香，共捣如泥。
用于外涂，涂后觉痒极，勿抓搔，宜隔衣轻揉，可七日一换。

704　养心汤

黄芪　茯苓　茯神　当归　川芎　炙甘草　半夏曲　柏子仁　酸枣仁
远志　五味子　人参　肉桂

705　清镇汤

茯神　枣仁　远志　菖蒲　石莲　当归　生地　贝母　麦冬　柏子仁

706　朱砂安神丸

朱砂　黄连　炙甘草　生地　当归

707　蕊珠丸

制用方法：先将青靛花一匙晒干，再用一个猪心取血，同拌好，然后
放入朱砂末，并做丸如梧桐子大。后每服二十丸，茶、酒送下都行。
以三服为度。

708　茯苓甘草汤

茯苓　桂枝　甘草　生姜

709　镇心丹

熟地黄　远志　茯苓　柏子仁　白术　人参　菖蒲　麦门冬　酸枣仁
木通　百部　贝母　茯神　甘草　朱砂　天门冬　赤石脂　防风　肉桂
枣肉

710　辰砂定志丸

朱砂　人参　菖蒲　远志　茯苓　茯神　白术　麦冬

711　孔圣枕中丹

远志　菖蒲　败龟板　龙骨

712　加减固本丸

熟地　天冬　麦冬　炙草　茯苓　人参　菖蒲　远志　朱砂

713　栀子豉汤

栀子　香豉

714　竹叶石膏汤

竹叶　石膏　人参　麦冬　半夏　甘草　粳米

715 **橘皮汤**

橘皮　生姜

716 **琥珀多寐丸**

琥珀　羚羊角　党参　茯苓　制远志　甘草

717 **酸枣仁汤**

酸枣仁　知母　茯苓　川芎　甘草

718 **黄连阿胶汤**

黄连　黄芩　芍药　鸡子黄　阿胶

719 **交泰丸**

川黄连　肉桂心

720 **半夏秫米汤**

制半夏　秫米

721 **珍珠母丸**

珍珠母　酸枣仁　柏子仁　龙齿　当归　熟地　人参　茯神　沉香
犀角　辰砂　金银花　薄荷

722 **安卧如神汤**

茯苓　茯神　白术　山药　煅寒水石　枣仁　远志　炙草　朱砂　人参

723 **神犀丹**

犀角　石菖蒲　黄芩　怀地黄　银花　金汁　连翘　板蓝根　香豉
玄参　花粉　紫草

724 **苏合香丸**

苏合香　安息香　冰片　水牛角浓缩粉　人工麝香　檀香　沉香　丁香
香附　木香　制乳香　荜茇　白术　诃子肉　朱砂

725 **千金龙胆汤**

龙胆　钩藤　柴胡　黄芩　桔梗　芍药　茯苓或茯神　甘草　蜣螂
大黄

726 **牛黄抱龙丸**

全蝎　僵蚕　琥珀　赤茯苓　辰砂　麝香　雄黄　胆星　天竺黄　金箔

727 回春丹

麝香　牛黄　朱砂　冰片　川贝　防风　羌活　天麻　胆星　雄黄
全蝎　制白附　天竺黄　制僵蚕　蛇含石

728 琥珀抱龙丸

琥珀　朱砂　檀香　茯苓　胆星　红参　甘草　炒山药　天竺黄　炒枳壳
炒枳实

729 逐寒荡惊汤

胡椒　炮姜　肉桂　丁香

730 加味理中地黄汤

熟地　当归　萸肉　枸杞　白术　炮姜　党参　肉桂　炙甘草　炒枣仁
破故纸　炙黄芪

731 局方牛黄清心丸

牛黄　当归　川芎　甘草　山药　黄芩　苦杏仁　大豆黄卷　大枣
白术　茯苓　桔梗　防风　柴胡　阿胶　干姜　白芍　人参　六神曲
肉桂　麦冬　白蔹　炒蒲黄　麝香　冰片　水牛角浓缩粉　羚羊角
朱砂　雄黄

732 三生饮

生南星　生川乌　生半夏　广木香　人参　生姜

733 小续命汤

麻黄　砂仁　木香　人参　川芎　杏仁　防己　肉桂　川乌　防风
制附子　白芍　黄芩　独活　炙甘草

734 五磨饮子

沉香　槟榔　木香　乌药　枳实

735 顺气散

乌药　麻黄　枳壳　桔梗　白芷　川芎　白术　陈皮　人参　干姜
炙甘草

736 指迷茯苓丸

半夏　茯苓　枳壳　风化朴硝

737　姜盐汤

　　食盐　生姜

738　八味顺气散

　　人参　白术　茯苓　青皮　陈皮　白芷　乌药　甘草

739　开关散

　　乌梅肉　冰片　生南星

740　三圣散

　　瓜蒂　防风　藜芦

741　安神丸

　　茯苓　茯神　白术　甘草　山药　寒水石　朱砂

742　星香散

　　胆星　木香

743　丹矾丸

　　黄丹　白矾

744　五痫丸

　　露蜂房　石绿　肉桂　远志　人参　朱砂

745　柴胡加龙骨牡蛎汤

　　柴胡　龙骨　黄芩　生姜　铅丹　人参　桂枝　茯苓　生半夏　大黄
　　牡蛎　大枣

746　白金丸

　　白矾　郁金　薄荷

747　痫证镇心丹

　　犀牛角　西牛黄　珠粉　黄连　胆星　茯苓　炒远志　枣仁　麦冬
　　飞朱砂　石菖蒲　甘草

748　加味磁朱丸

　　吸铁磁石粉　赭石　清半夏　朱砂

749　金箔镇心丹

　　朱砂　琥珀　天竺黄　胆星　牛黄　雄黄　珍珠　麝香　金箔

750 甘遂散

制用方法：取甘遂末一钱，用猪心血和匀，再将猪心剖开，入末于内，用线缚定，湿纸包，煨熟取出内药，加朱砂末一钱和匀，分作四丸。用所煨猪心煎汤送下一丸，如大便下恶物即止服；如不效，可再服一丸。

751 清心滚痰丸

煅金礞石　大黄　沉香　黄芩　醋炙甘遂　牵牛子　猪牙皂　马舌子　人参　肉桂　金钱白花蛇　朱砂粉　人工牛黄　冰片　羚羊角粉　水牛角浓缩粉　珍珠粉

752 清心温胆汤

陈皮　半夏　茯苓　枳实　竹茹　白术　菖蒲　姜汁炒黄连　白芍　当归　香附　麦冬　川芎　人参　远志　甘草　生姜

753 断痫丹

制用方法：蜜炙黄芪三钱，防风二钱，钩藤三钱，细辛三钱，甘草二钱，蝉蜕二钱，露蜂房二钱，石菖蒲三钱，肉桂二钱，远志二钱，人参二钱，杏仁二钱半，清半夏三钱，天南星三钱。取以上诸药研为细末，炼蜜为丸，如梧桐子大，用朱砂、麝香少许为衣。每服二十丸，煎大枣汤送服，一日服两次，临卧前再服一次。

754 活虎丹

蝎虎剪去四足爪后连血研细，再加少量研细的朱砂、片脑和麝香。

755 甘麦大枣汤

甘草　小麦　大枣

756 生铁落饮

生铁落（打铁时所脱落之屑）　天冬　麦冬　贝母　胆南星　橘红　远志肉　石菖蒲　连翘　茯苓　茯神　玄参　钩藤　丹参　辰砂

757 叶氏雄朱丸

朱砂　白附子　雄黄　共为细末并以猪心血丸之如梧桐子大

758 辰砂宁志丸

辰砂　远志　石菖蒲　炒酸枣仁　炙乳香　当归身　人参　茯神　茯苓

759 杏苏散

苏叶　半夏　茯苓　前胡　杏仁　苦桔梗　枳壳　陈皮　甘草　大枣

760 止嗽散

桔梗　荆芥　紫菀　百部　白前　甘草　陈皮

761 三拗汤

麻黄　杏仁　甘草

762 清燥救肺汤

桑叶　石膏　胡麻仁　真阿胶　枇杷叶　人参　麦冬　杏仁　甘草

763 清金止嗽化痰丸

黄芩　熟大黄　知母　天花粉　麦冬　化橘红　浙贝母　麸炒枳壳
炙桑白皮　炒苦杏仁　前胡　百部　桔梗　甘草

764 百合固金汤

熟地　生地　归身　白芍　甘草　桔梗　玄参　贝母　麦冬　百合

765 麻黄人参芍药汤

人参　麦冬　桂枝　归身　麻黄　白芍　黄芪　五味子　炙甘草

766 桑杏汤

桑叶　象贝　香豉　栀皮　梨皮　杏仁　沙参

767 黛蛤散

蛤粉　青黛

768 十灰散

大蓟　小蓟　荷叶　侧柏叶　茅根　茜根　山栀　大黄　牡丹皮
棕榈皮

769 花蕊石散

花蕊石

770 清降汤

桑白皮　地骨皮

771 寒降汤

生赭石碎　清半夏　炒蒌仁　生杭芍　竹茹　炒牛蒡子　甘草

772 甘草干姜汤

甘草　干姜

773 温降汤

白术　清半夏　生山药　干姜　生赭石碎　生杭芍　川厚朴　生姜

774 血府逐瘀汤

桃仁　红花　当归　生地　牛膝　川芎　桔梗　赤芍　枳壳　柴胡
甘草

775 甲乙化土汤

白芍　甘草

776 芎归失笑散

五灵脂　蒲黄　当归　川芎　丹皮　艾叶

777 牛膝散

牛膝　石斛　薯蓣　赤芍　熟地　萆薢　微炙杜仲　微炒当归　桑寄生

778 白扁豆散

白扁豆　红饭豆　焦白术　熟附片　炒知母　炒麦芽　炒地肤子　炒
白芍　炒黄柏　车前子　干䗪虫　干蝼蛄　茯苓　泽泻　麻黄　桂枝
木通　陈皮　细辛　干姜　甘草

779 黑神散

百草霜

780 小乌沉汤

乌药　甘草　香附子

781 清咽太平丸

川芎　防风　薄荷　柿霜　桔梗　犀角　甘草

782 八仙长寿丸

怀生地　山茱萸　怀山药　白茯苓　牡丹皮　生泽泻　麦门冬　五味子

783 紫菀散

紫菀　人参　桔梗　茯苓　炒阿胶　知母　贝母　甘草　五味子

784 **桔梗汤**

桔梗　贝母　苡仁　白及　橘红　金银花　炒甜葶苈　甘草

785 **皂荚丸**

皂荚

786 **桔梗杏仁煎**

桔梗　杏仁　阿胶　银花　麦冬　百合　连翘　贝母　枳壳　红藤
夏枯草　甘草

787 **千金黄昏汤**

黄昏即合欢皮

788 **射干麻黄汤**

射干　麻黄　生姜　细辛　紫菀　半夏　大枣　款冬花　五味子

789 **冷哮丸**

麻黄　生乌　细辛　蜀椒　胆星　杏仁　生白矾　牙皂肉　半夏曲
款冬花　紫菀　生甘草

790 **温肺汤**

白芍药　炒五味子　炮姜　肉桂　陈皮　杏仁　细辛　焙半夏　炙甘草

791 **三建膏**

天雄　附子　川乌　桂心　肉桂　桂枝　细辛　干姜　蜀椒

792 **千金汤**

麻黄　桑白皮　苏子　杏仁　白果　黄芩　半夏　甘草　款冬花

793 **玉涎丹**

蛞蝓　浙贝母

794 **河车大造丸**

紫河车　熟地　天冬　麦冬　盐炒杜仲　盐炒牛膝　盐炒黄柏　制龟甲

795 **小青龙汤**

麻黄　芍药　细辛　半夏　干姜　桂枝　五味子　炙甘草

796 **华盖散**

麻黄　杏仁　茯苓　陈皮　紫苏子　桑白皮　甘草

797 定喘汤

炒白果　麻黄　苏子　甘草　款冬花　杏仁　炙桑白皮　炒黄芩　法半夏

798 小青龙加石膏汤

麻黄　芍药　细辛　干姜　桂枝　半夏　石膏　甘草　五味子

799 夏治哮喘验方

麻黄　杏仁　白术　茯苓　陈皮　半夏　竹茹　炙枇杷叶　款冬花　甘草

800 三子养亲汤

紫苏子　白芥子　莱菔子

801 黑锡丹

沉香　炮附子　炒葫芦巴　阳起石　舶上茴香　炒破故纸　肉豆蔻　金铃子　木香　肉桂　黑锡　硫黄

802 丁香柿蒂散

丁香　柿蒂　青皮　陈皮

803 竹茹橘皮汤

橘皮　竹茹　人参　甘草　生姜　大枣

804 白虎人参汤

知母　石膏　人参　甘草　粳米

805 生津养血汤

当归　川芎　黄连　乌梅　知母　生地　薄荷　煨白芍　炙黄柏　麦门冬　石莲肉　天花粉　炙甘草

806 天花粉散

天花粉　生地　麦冬　干葛　五味子　甘草　粳米

807 太清饮

知母　石斛　木通　石膏　麦冬

808 消渴方

黄连末　天花粉末　人乳汁或牛乳　藕汁　生地汁

809 **猪肚丸**

猪肚　黄连　糯高粱米　栝楼根　茯神　知母　麦冬

810 **冬瓜饮**

冬瓜　黄连

811 **肾气丸**

生地　山药　泽泻　茯苓　桂枝　附子　山茱萸　牡丹皮

812 **黄芪六一汤**

黄芪　炙甘草

813 **人参麦冬汤**

人参　麦冬　小麦　茯苓　竹茹　白芍　甘草

814 **玄菟丹**

菟丝子　五味子　白茯苓　干莲肉

815 **当归润燥汤**

细辛　熟地　柴胡　黄柏　知母　石膏　桃仁　升麻　红花　防风
杏仁　小椒　当归身　麻子仁　荆芥穗　生甘草　炙甘草

816 **生津饮**

生地黄　鲜生地　天冬　麦冬　菊花　淡竹叶　霜桑叶　佩兰叶　生
石膏　川柏　淡秋石　生玉竹

817 **黄芪竹叶汤**

黄芪　甘草　麦冬　黄芩　芍药　当归　人参　石膏　川芎　半夏
生姜　生地　大枣　淡竹叶

818 **竹龙散**

五灵脂　黑豆

819 **栝楼汤**

栝楼根　生姜　生麦门冬　芦根　茅根

820 **甘草石膏汤**

甘草　石膏　熟地黄　生地黄　细辛　黄连　柴胡　黄柏　知母　当
归身　炒桃仁　荆芥　防风　升麻　红花　杏仁　小椒

821 双补丸

鹿角霜　熟地黄　沉香　菟丝子　覆盆子　白茯苓　人参　宣木瓜
炒薏苡仁　炙黄芪　苁蓉　五味子　石斛　当归　泽泻　麝香　朱砂

跋

　　本书是先父谢公（1910.12–1978.1）的遗著，原名《四诊辨证与治疗》，现改为《中医四诊辨证与诸病治疗》，以使之更加明确。

　　本书为先父晚年所撰，是作为一方名医的先父毕生从医的有着总结性意味的一部著作。它讲述了中医的四诊辨证和诸病治疗上的事，涉及用于治疗各种疾病的 821 首药方，同时，也说到了未加命名的一些有效药方和单方的治病情况。本书是先父一辈子医疗实践的结晶，凝聚了先父的毕生心血。可令人遗憾的是，未等全书最终写完，先父即因身患不治之症而撒手人寰了。不过从内容上看，本书大体上已经写就，只是文中说到的一些病患诊治的"专篇"或"专篇论述"见后等等，都未能在先父遗留的书稿中见到，这说明了书稿还没有最终被写完，当然也成了一个莫大的遗憾。好在本书的主体部分已经俱备，未写成的这些专篇或专篇论述对全书而言也算不上是太大的不足。

　　现把这本书已写成的部分整理出版，借以和从事中医工作的朋友们交流，当然，它也可供学习中医的学生们阅读参考。

　　先父谢公讳天心，又讳怡华、钟旗和中其，是浙江省临海市白水洋镇店溪村人。先父在南京读完高中后，即回到家乡以教书糊口，并自学中医。1937 年起，先后在办于黄岩的当时中央国医馆备案的台州国医专科学校和办于嵊州的国医特训班共学习 5 年时间，毕业后在白水洋镇自办诊所。由于先父敬业有为，从医后名声不断扩大，以致台州府城的遂生源国药店要聘先父为坐堂太医。该店的老板一年中三次下乡，每次步行五十多里路（当时无车，出门只能靠步行）上门以聘请先父去该店为其坐堂。先父原是几多犹豫，但因对方盛情难却，最后还是答应了，于是就进到该国药店做事了。公私合营时，遂生源国药店并入在府城中首屈一指的方一仁国药店，先父因之而成了公私合营方一仁国药店的坐堂太医。没过多久，浙江省台州医院的前身临海人民医院要成立中医科，先父因其在府城从医的成就和名声而被聘为该院的中医科主任。方一仁国药店敲锣打鼓送先父到任上，成了当时府城中的一件新鲜事。后来因当时的临海县被定为新设立的台州地区行政公署驻地，临海这个千年台州府城就再度成为台州地区的首府，临海人民医院也随之升格为台州医院，先父也就成了浙江省台州医院的中医科主任了，此后又兼任台州卫生学校的教职。其间，南京中医学院曾派人来聘请先父去该院任教，终因台州医院不同意放人而作罢。于是，先父就在台州医院中医科主任的任上工作，直至文化大革命时被作为反动学术权威而无辜地打倒并被"靠边站"。不过，几年后就得到了平反。

读书，是先父之最爱。先父白天挤时间读书，晚上又温故而知新，涉猎的范围主要是医学方面的著作，有时也读些国学和其他方面的书。当时乡下没电，夜间都采用梓油灯或菜油灯照明，先父几乎每个晚上都在油灯盏上点燃三根灯芯（一般的照明大多用一根灯芯，用三根灯芯是因为要为看书增加亮度），挑灯夜读直至深夜。作为上海乐天诗社的社员，先父46岁时曾写过一首七律纪年诗发表于该社的《纪年诗集》上，全诗的内容为："转瞬浮生四六春，终朝栗六作忙人。不辞苦学轩岐业，为治呻吟病痛身。灯火三更长独坐，医家百籍素相亲。平生尚有骚歌癖，也向诗坛逐后尘。"此诗说出了先父人生的志向和作为。

先父从医的过程中也颇注重总结经验，先后在全国各中医杂志上发表中医学方面的学术论文计有数十篇，还写有三本书稿：《麻疹精录》《伤寒药方研究》和《四诊辨证与治疗》。

写成书稿未能使之出版，是先父生前留下的一件憾事。我们兄弟姐妹六人（谢铭传、谢娟娟、谢良帜、谢宝娟、谢佰良、谢月娟）始终都想着要把先父遗留的这件憾事了却，但一直未能如愿。近年来，我们明白了学术著作的出版已有途径，于是就设法去做先父遗留下来的三本书稿出版的事了。

现在，先父的三本遗著在出版社的大力支持下都行将出版，真实的出版顺序也已确定，即先父最后写成的本书最先由华龄出版社出版；紧接着出版的，是先父早些时候写成的《〈伤寒论〉药与方的研究》，也定于由华龄出版社完成出版工作；先父最早写成的现定名为《麻疹诊治精华录》的书则将在最后由别的出版社出版。

在本书成为先父三本遗著中的第一本正规出版物之际，我们兄弟姐妹六人可谨以此而先告慰先父的在天之灵了。

谢天心次子谢良帜

写于本书付梓之时